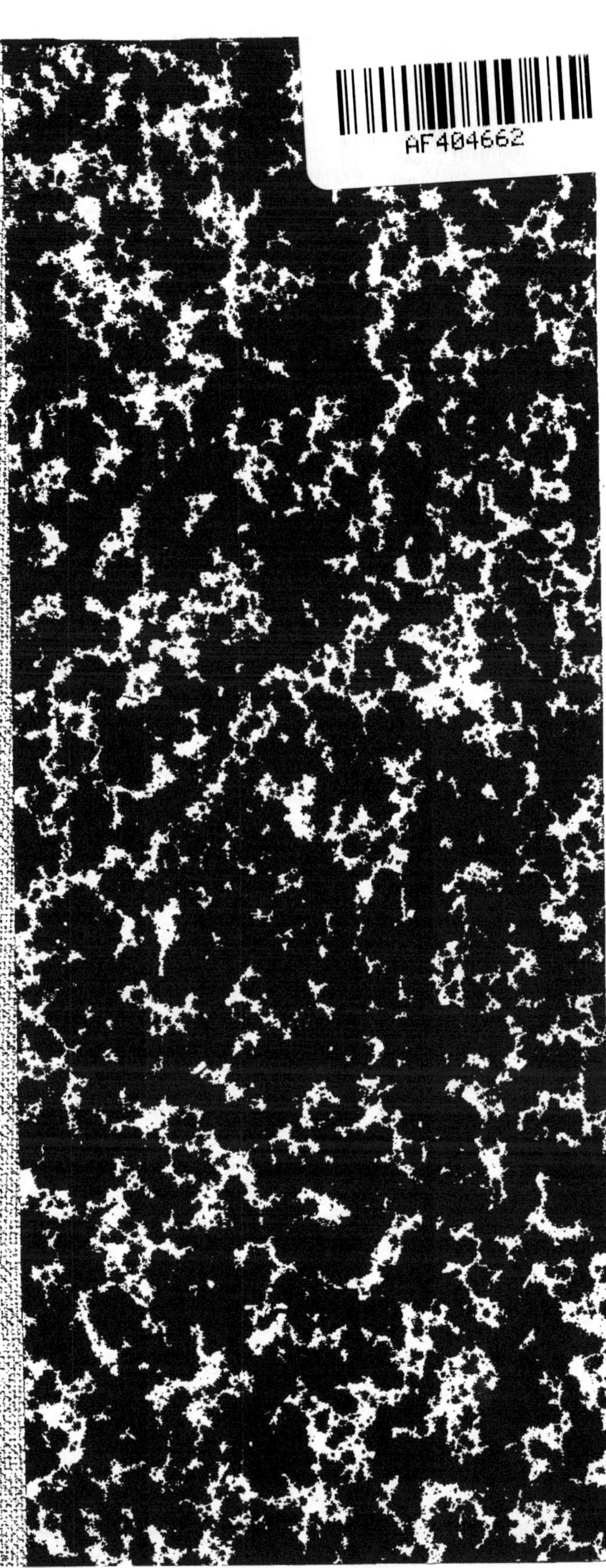

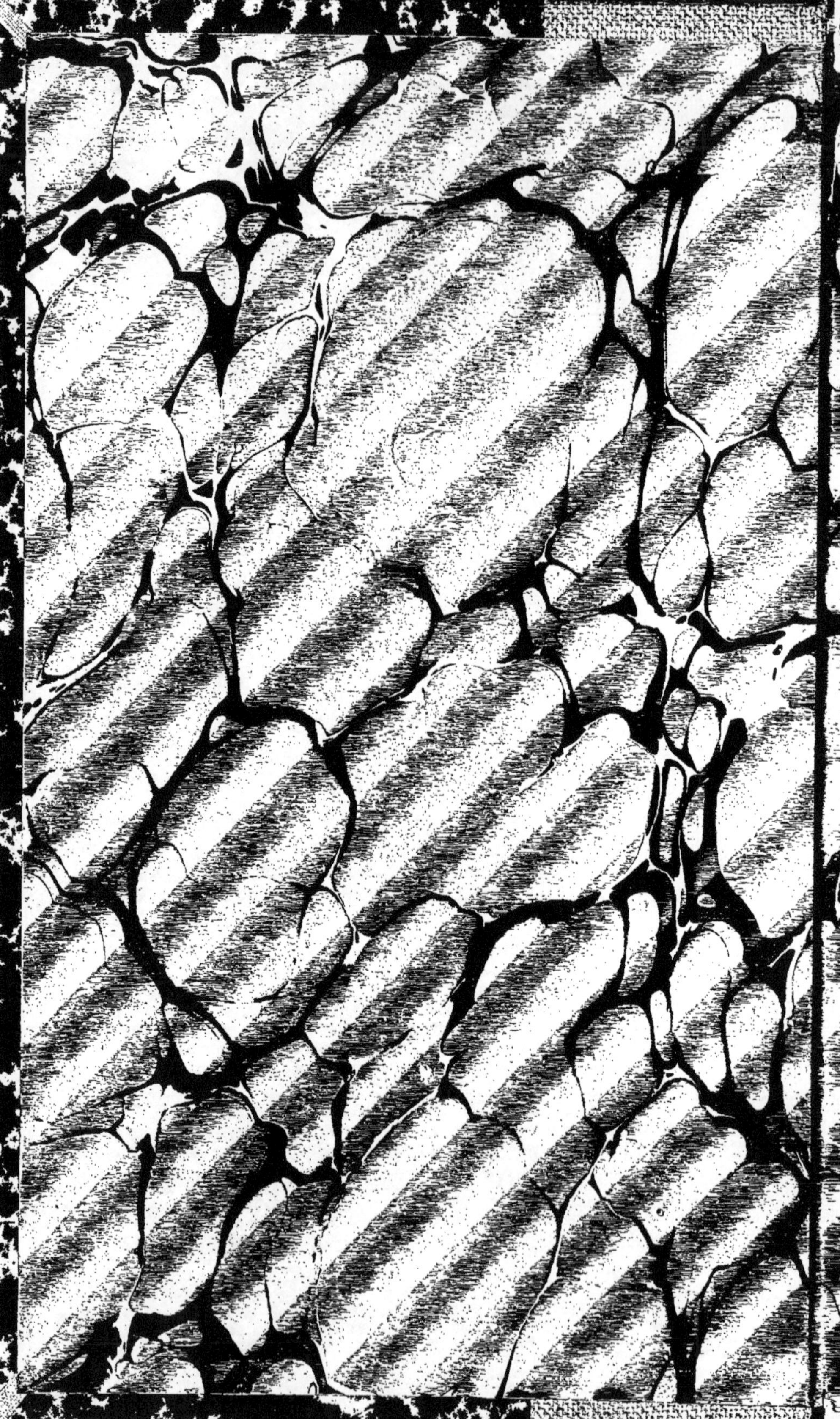

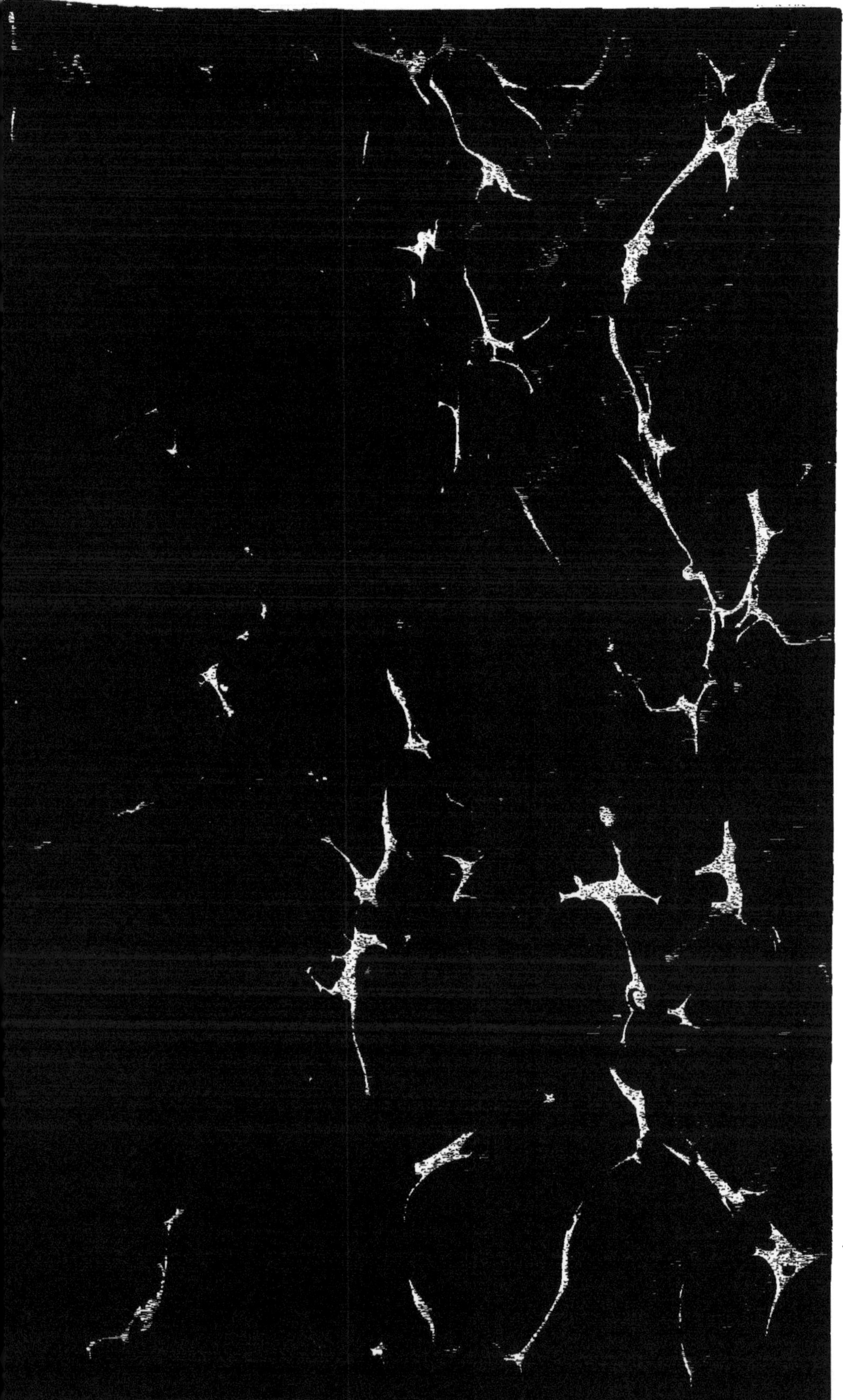

Dr BEAUDOUIN

CONFÉRENCES

d'Anatomie

et de

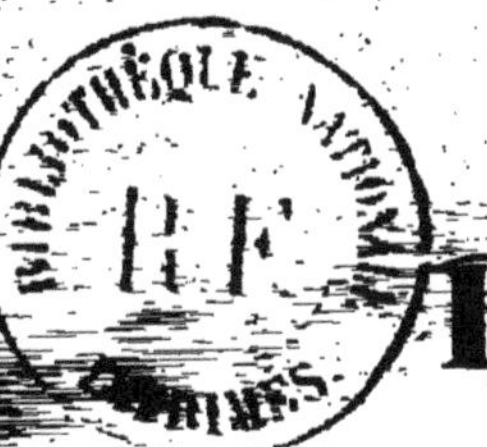

Physiologie

SUIVIES DE NOTIONS DE BACTÉRIOLOGIE

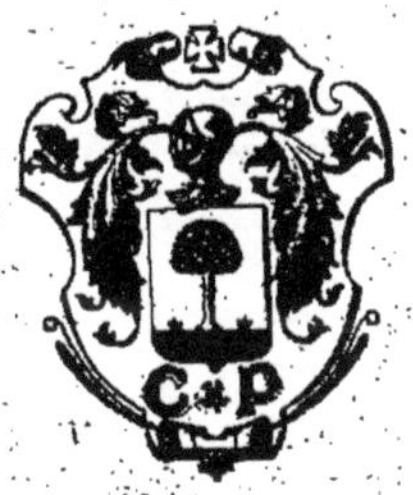

PARIS

LIBRAIRIE Vve CH. POUSSIELGUE

15, RUE CASSETTE, 15

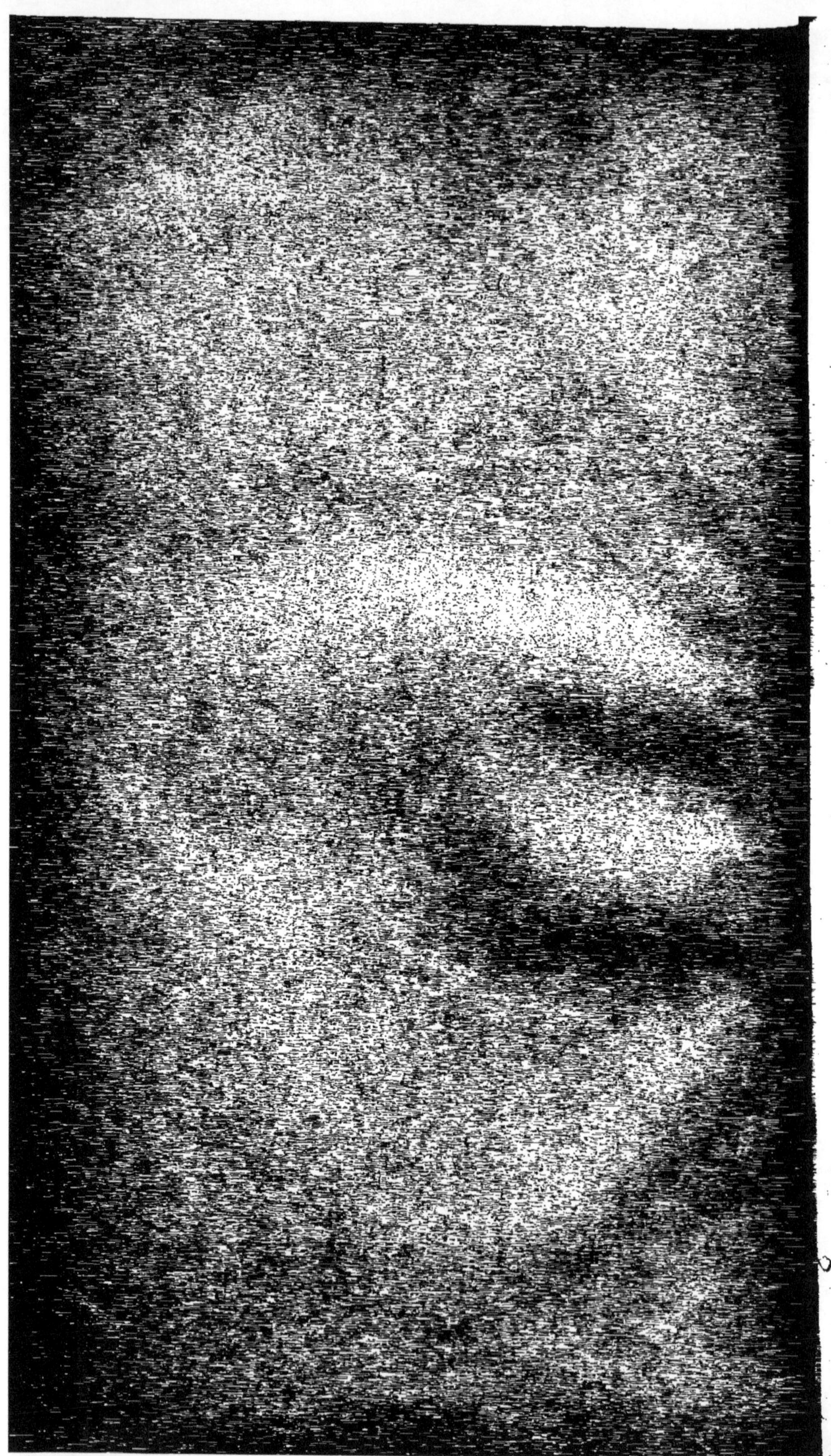

CONFÉRENCES
D'ANATOMIE & DE PHYSIOLOGIE

Dr BEAUDOUIN

CONFÉRENCES

d'Anatomie

et de

Physiologie

SUIVIES DE NOTIONS DE BACTÉRIOLOGIE

A L'USAGE DES

Religieuses Infirmières et Garde - Malades

PARIS

LIBRAIRIE Vᵛᵉ CH. POUSSIELGUE

15, RUE CASSETTE, 15

PREMIÈRE PARTIE

ANATOMIE et PHYSIOLOGIE

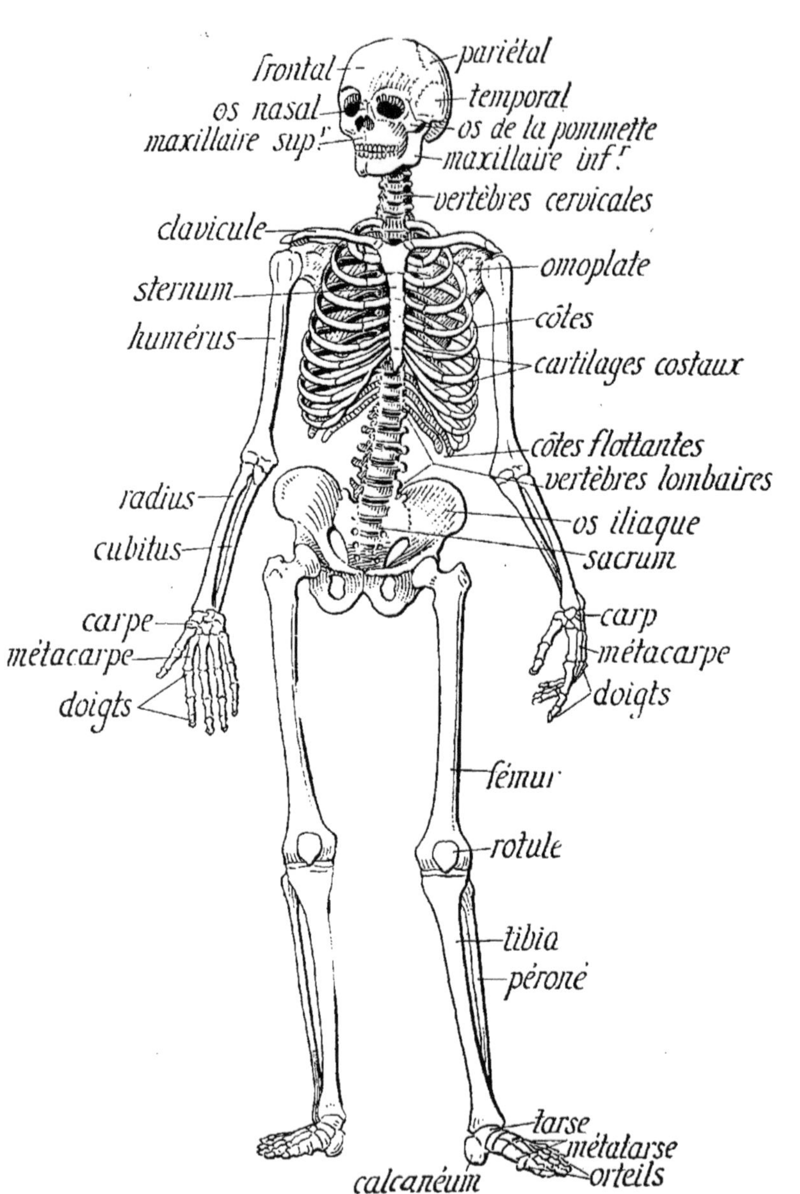

frontal
pariétal
os nasal
temporal
maxillaire sup.r
os de la pommette
maxillaire inf.r
vertèbres cervicales
clavicule
omoplate
sternum
côtes
humérus
cartilages costaux
côtes flottantes
vertèbres lombaires
radius
os iliaque
cubitus
sacrum
carpe
carp
métacarpe
métacarpe
doigts
doigts
fémur
rotule
tibia
péroné
tarse
métatarse
orteils
calcanéum

PREMIÈRE CONFÉRENCE

Les Os. — Le Squelette.

Mes Sœurs,

Le rôle de la religieuse garde-malade est double.

D'une part elle est chargée d'aider le médecin, ou le chirurgien, d'accomplir ses prescriptions ; d'aider le malade, ou même de lui apprendre, à remplir de son côté ces mêmes prescriptions.

D'autre part elle se charge quelquefois de suppléer le médecin, qu'on n'a pas pu ou pas voulu se procurer.

Ce dernier rôle tend à disparaître et doit disparaître tout à fait, du moins dans nos pays, devant le nombre croissant des médecins, la facilité des moyens de transport. Le temps n'est plus où le médecin était obligé d'aller à cheval par des chemins impraticables ; la bicyclette, l'automobile, avec toutes les facilités données par l'assurance et l'assistance, permettent à tous de se procurer les secours nécessaires.

En revanche, on se montre de plus en plus exigeant dans le rôle de l'auxiliaire du médecin.

Autrefois, on croyait que le dévouement et un peu de pratique, suffisaient à tout. Le dévouement et la vertu que donne la religion, sont de vieux saints que l'on ne chôme plus guère ; et l'on remarque avec raison que la pratique qui n'a pas pour base de solides connaissances, dégénère en routine, n'est bientôt plus l'habitude de bien faire, mais l'habitude de faire n'importe comment.

Vous aurez à cœur, mes Sœurs, de joindre, au vieux dévouement religieux, la jeune science qu'on demande aux laïques, et qu'à vrai dire on n'en obtient guère. Vous y tiendrez, pour faire honneur à votre ordre, à la religion, à votre professeur. Les temps sont mauvais et vous aurez peut-être besoin de tous vos moyens intellectuels et moraux, pour vivre et faire vivre vos sœurs ; et aussi, croyez-le bien, pour aider à vivre vos malades. Quel que soit la pratique à laquelle vous vous fiez, on ne fait bien que ce que l'on comprend un peu et les soins éclairés seront toujours les plus intelligents.

Notre enseignement comprendra une partie presque purement théorique et scientifique : l'anatomie et la physiologie; et une partie pratique de petite chirurgie et de petite médecine.

Celle-là, vous la savez presque et n'avez besoin que de mettre de l'ordre dans vos connaissances et d'avoir des réponses toutes prêtes pour l'examinateur.

Entre les deux, nous placerons comme dans le *Manuel de la Croix-Rouge*, une partie à la fois scientifique et pratique, l'hygiène (surtout l'hygiène du malade) qui, je le crois, vous intéressera par son côté pratique et par son côté scientifique; par ce que vous en savez et ce que vous serez charmées d'apprendre.

La première partie, la seule que je vous ferai dans ce cours d'Anatomie et Physiologie, serapour vous la plus ardue. Peut-être en contestez-vous l'utilité.

Je vous ai déjà dit combien il était utile, peut-être pour éviter l'exil et la misère, que vous soyez en mesure de passer brillamment des examens.

Cette étude peut servir aussi à votre légitime satis-**faction personnelle.**

Vous entendez parler d'appendicite ; vous savez que cela vient d'une inflammation de l'appendice iléocacéal. Mais vous ne savez pas très bien ce qu'est l'appendice, encore moins ce qu'est l'iléon et le cœcum. On vous parle de fractures du col du fémur, du péroné. Avez-vous bien vu des fémurs, des péronés ; comment sont-ils faits, comment et pourquoi se rompent-ils ? Comment comprendrez-vous le médecin, qui abuse de mots anatomiques qui ne sont pas à la portée de ses aides ? Comment l'aiderez-vous si vous ne comprenez point ?

En effet, vous avouerez que pour réparer ou même aider à réparer une horloge, une machine quelconque, il est bon d'en connaître un peu les rouages, les ressorts, les balanciers, de savoir comment ils fonctionnent et le secret de leur activité.

L'étude de notre machine humaine au repos (tellement au repos qu'on l'étudie au repos éternel du cadavre), c'est l'anatomie. L'étude de notre organisme dans l'activité que lui donne la vie, c'est la physiologie.

Notre corps, en effet, comme celui de tous les êtres vivants, est composé d'une série d'organes associés, fonctionnant en commun et nécessaires les uns aux autres et à l'être vivant tout entier, en sorte que dès que l'un souffre, tout l'organisme souffre.

Il n'en est pas des corps vivants comme d'une pierre, d'un métal, dont tous les morceaux sont identiques ; d'où la division des êtres qui nous entourent en : *Empire inorganique*, sans organes ; *et Empire organique*.

Ce dernier divisé lui-même en : *Règne végétal*, doué de la vie, naissance, croissance, reproduction et mort ; et *règne animal*, doué en plus de la sensibilité et du mouvement. Quelques auteurs ajoutent *le règne humain* doué de la raison, de la parole et de la connaissance de

Dieu. Quoique le promoteur de ce règne ait été un protestant (M. de Quatrefages), je vous engage pour votre examinateur à ranger l'homme en tête du règne animal.

Le corps de l'homme est donc constitué comme celui de tous les êtres vivants par une série *d'organes* accomplissant ensemble les fonctions qui constituent la vie.

Nous étudierons successivement ces organes et ces fonctions.

L'animal entre en rapport avec la nature qui l'entoure par une série d'échanges nécessaires à sa nourriture.

1° Il faut d'abord qu'il prenne les aliments et les transforme en sa propre substance, qu'il *les digère.*

2° Que le sang ainsi formé et entretenu, se répande et circule par tout le corps. *Circulation du sang.*

3° Que le sang qui se corrompt, s'épure au contact de l'air et qu'à ce même contact l'animal puise la chaleur et la force. *Respiration.*

4° Qu'il se débarrasse des déchets qui se forment dans la nutrition ; qu'il s'en débarrasse par les urines, les sueurs, etc. *Sécrétions.*

5° Enfin il faut que l'animal se tienne plus ou moins en équilibre, qu'il marche ou se remue. *Organes de la locomotion. Os, articulations, muscles.*

6° Qu'il sente. *Système nerveux* et *sens.*

Quel que soit l'ordre dans lequel on étudie ces fonctions, les organes se trouvent groupés autour d'une sorte de centre, de support solide, d'armature, c'est le *squelette.*

L'existence du squelette et de sa pièce essentielle, la colonne vertébrale, caractérise la moitié du règne animal que l'on peut diviser en :

Animaux à squelette ou *vertébrés.*

Et animaux sans squelette ou *invertébrés.*

Qui connaît bien le squelette, qui connaît bien les os,

groupe facilement autour d'eux les divers organes, et sait la moitié de l'anatomie.

Nous commencerons donc par l'étude du squelette.

Le squelette est composé principalement d'os et aussi de parties moins dures, plus élastiques : les cartilages.

Certains animaux, certains poissons ont le squelette uniquement cartilagineux.

Chez l'homme, les cartilages prolongent quelques os, tels que les côtes, le nez ; à l'état frais, ils terminent presque tous les os, les surfaces articulaires sont des cartilages ; enfin nos os débutent tous par être des cartilages ; ils s'ossifient peu à peu : chez le nouveau-né, l'os est déjà presque entièrement osseux. Mais jusqu'à la fin de la croissance le milieu de l'os, le corps de l'os est séparé des extrémités par une bande de cartilage plus ou moins large, et l'os s'allonge ainsi par un dépôt de substance osseuse entre le corps de l'os et le cartilage, qui se rétrécit en se laissant envahir de tissus osseux. Quand le cartilage est entièrement ossifié, la croissance ne peut plus se faire. Vous entendez quelquefois parler chez les enfants de décollement de l'épiphyse (ou extrémité de l'os), c'est ce cartilage de croissance qui s'est rompu, le plus souvent fracturé par accident. — *(Fig 1)*.

Les os s'étudient à l'état sec et à l'état frais.

A l'état sec, vous le voyez ici, l'os est ce corps dur formé de deux substances étroitement unies, une substance friable que nous appelons phosphate de chaux, ce même phosphate de chaux que les médecins ont donné longtemps comme reconstituant dans les croissances difficiles, et que l'on donne maintenant comme reconstituant universel. Et une substance gélatineuse, la gélatine, qu'effectivement l'industrie retire des os.

Si nous fendions l'os, nous verrions qu'il n'est dur,

compact qu'à la surface ; à l'intérieur nous le verrions formé d'une série de petites alvéoles, comme de la mie de pain, comme de l'éponge, c'est le *tissu spongieux*, et au centre des os longs existe un canal creux, le canal de la moelle.

A l'état frais, toutes ces alvéoles et le canal médullaire, sont remplis par la moelle des os. Chez le vieillard, les alvéoles augmentent : on dit que l'os se raréfie et devient plus friable ; aussi les fractures sont bien plus fréquentes. Au col du fémur, la raréfaction devient telle, qu'un faux pas peut amener la fracture du col du fémur chez les gens très âgés.

Vous savez que la moelle peut s'enflammer ; qu'il peut s'y former des abcès dits *ostéomyélite*. Mais alors par où le pus peut-il se faire jour ? Il faut qu'un morceau d'os meure, s'élimine, ou que le chirurgien fasse, par la trépanation, un trou dans l'os.

La moelle sert à la nutrition de l'os et à beaucoup d'autres usages ; le canal médullaire sert aussi à alléger le squelette tout en le consolidant. Il est connu en effet, qu'à poids et longueur égales, un tube est plus solide, plus résistant qu'une barre de la même substance. C'est pourquoi on fait les bicyclettes avec de gros tubes d'acier et non avec des barres du même métal. Le bon Dieu en nous donnant des os creux, a donc tout simplement imité les fabricants de bicyclettes !

L'os frais est recouvert d'une membrane, le périoste. C'est lui qui est malade dans la périostite.

Nous avons dit que l'os s'allonge par un dépôt de substance osseuse qui se fait entre le corps de l'os et le cartilage de croissance : il s'accroît en grosseur par un dépôt semblable entre le périoste et l'os.

Un médecin, nommé Duhamel, s'aperçut que les os d'un certain cochon, étaient colorés superficiellement en rouge. S'étant informé de la cause, le charcutier lui dit que cela tenait sans doute à ce qu'il avait nourri ce cochon avec de la garance.

Le physiologiste Flourens nourrit un jeune cochon en âge de croissance, alternativement avec de la garance et sans garance ; pendant qu'il donnait de la garance, il se faisait entre le périoste et l'os un dépôt d'os rouge ; puis un dépôt d'os blanc quand on interrompait la garance ; puis un dépôt d'os rouge, etc. Au bout de quelques mois l'os à la coupe présentait une série d'anneaux rouges et blancs.

Le docteur Ollier, de Lyon, transplantant un morceau de périoste, vit qu'il se faisait un dépôt d'os sous ce morceau de périoste. Il put ainsi tantôt régénérer des os perdus, tantôt enlever l'os en conservant le périoste et faire repousser l'os enlevé.

Les os sont, dit-on, au nombre de 206 chez l'homme. Je n'en suis pas bien sûr ; on peut en compter plus ou moins, quelquefois deux ou plusieurs os sont soudés en un seul ; puis il y a des os surnuméraires qui n'existent pas toujours.

Il y a des os plats, ceux du crâne, le sternum, l'omoplate : des os courts, les vertèbres, les os du carpe et du tarse : des os longs, ceux des membres.

Dans ces derniers on reconnaît un corps et les extrémités articulaires, plus grosses, se réunissant, s'articulant deux à deux, garnies à l'état frais de cartilages articulaires pour faciliter les glissements ; on les appelle encore *épiphyses. — (Figure I)*.

Sur les os on voit des trous dont quelques-uns servent au passage des nerfs, des artères ; et quelquefois des

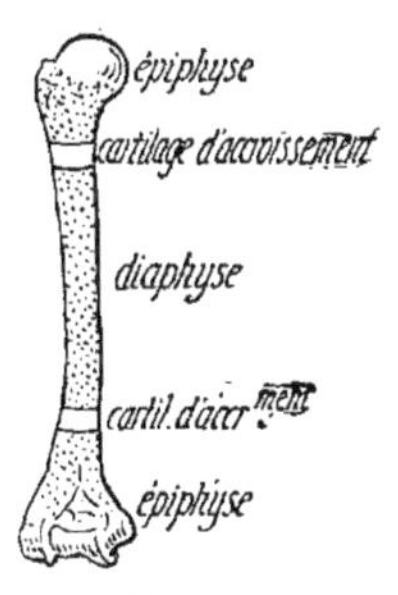

Figure 1

artères qui nourrissent l'os même. On trouve aussi des excroissances ou *apophyses* ; les unes servant aux articulations (apophyses articulaires), d'autres à l'attache des muscles qui meuvent les os.

En considérant le squelette dans son entier, nous y distinguons la tête, le tronc et les membres.

Dans la tête nous étudions le crâne et la face.

Le crâne est formé de plusieurs os étroitement unis, *suturés* ; chez les vieillards soudés ensemble. Ces os, l'occipital, les deux pariétaux, les deux temporaux, le frontal en haut ; en bas le sphénoïde et l'éthmoïde n'ont aucun intérêt isolés.

Réunis, ils forment la boîte crânienne qui loge et protège le cerveau et le cervelet.

A la base du crâne, existent plusieurs trous par où passent les artères et veines qui se rendent au cerveau, les nerfs qui en sortent. Un grand trou creusé à la base de l'occipital, le trou occipital, donne passage à la moelle épinière, qui prolonge le cerveau et traverse tonte la colonne vertébrale.

Vous remarquerez aussi le trou auriculaire, le trou de l'oreille, creusé dans la partie la plus dure du temporal, appelée le Rocher ; le rocher loge les organes de l'ouïe ; enfin voici également dans le temporal les apophyses mastoïdes formées intérieurement de cellules, de tissus spongieux en communication avec l'oreille.

Dans ces cellules peut se faire un abcès et s'amasser du pus que l'on est obligé d'évacuer en trépanant la mastoïde ; ou bien l'abcès s'ouvrirait du côté des méninges et du cerveau et amènerait une méningite.

Malgré son nom, le rocher, et aussi le temporal, sont assez fragiles et sont le siège de presque toutes les fractures du crâne.

En avant du crâne est la face, formée de beaucoup de petits os, et en bas d'un gros os, le maxillaire inférieur, l'os de la mâchoire inférieure, le seul qui se remue lorsque nous mangeons.

Les autres os sont soudés entre eux et avec les os du crâne et forment les cavités des orbites, des fosses nasales et de la bouche.

Toutes ces cavités communiquent ensemble.

La bouche et les fosses nasales très largement comme vous le voyez, et malgré les chairs qui rétrécissent les passages, les humeurs du nez viennent retomber dans la bouche lorsqu'on renifle et les aliments refluer dans les narines dans les vomissements.

Les orbites communiquent aussi avec les narines par ce petit trou, canal lacrymal ; c'est par là que les larmes s'écoulent dans le nez, et qu'une première émotion force à se moucher avant même de s'essuyer les yeux.

Quand ce canal se trouve obstrué. vous savez que les larmes coulent incessamment sur les joues. Il faut le déboucher par les injections ou le cathétérisme.

Les orbites communiquent encore plus largement avec le crâne par la fente orbitaire, c'est par là que l'œil reçoit ses nerfs, ses artères, ses veines.

Dans les maxillaires supérieures et inférieures sont implantées les dents, dont nous reparlerons à propos des organes de la digestion.

Le tronc est composé de 3 parties : la colonne vertébrale, le thorax et le bassin.

La colonne vertébrale, ou épine dorsale, est la partie la plus essentielle du squelette dans le règne animal ; celle qui donne son nom à l'ordre des vertébrés et qui seule avec la tête se retrouve

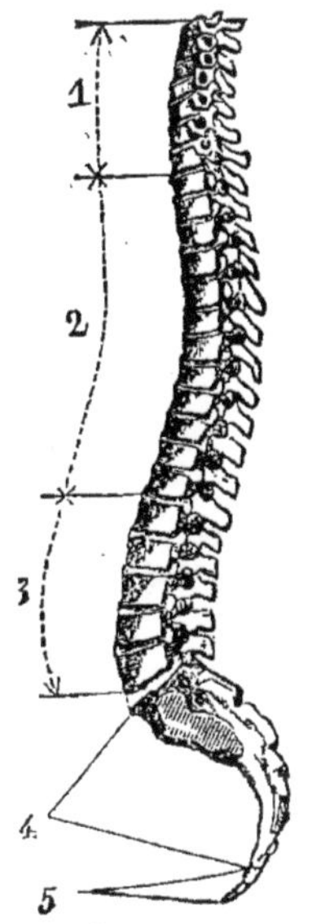

Figure 2.

1. Vertèbres cervicales.
2.   —   dorsales.
3.   —   lombaires.
4.   —   sacrum.
5.   —   coccix.

dans toutes les espèces, constituant à elles seules tout le squelette des serpents. — *(Figure 2)*.

Elle loge et protège la moelle épinière.

Elle est composée d'une succession d'os courts, irré-guliers appelés vertèbres.

Il y a sept vertèbres du cou ou cervicales, douze vertèbres dorsales, sur lesquelles s'attachent les douze côtes, cinq vertèbres lombaires; enfin la colonne se termine par un os plus considérable, le sacrum, formé par la soudure de 5 vertèbres; et par le coccix, rudi-ment de la queue, fait de la réunion de quatre petites vertèbres.

Chaque vertèbre est formée d'un corps vertébral en avant; d'un gros trou, dans lequel passe la moelle; et de diverses apophyses; la plus importante est celle d'arrière, apophyse épineuse.

Tandis que tous les trous superposés constituent le canal de la moelle, toutes les apophyses épineuses forment l'épine que l'on sent sous la peau du milieu du dos. Sur les côtés des vertèbres sont d'autres petites apophyses servant soit par leur union les unes aux autres, à consolider la colonne, soit (aux vertèbres dor-sales) à fournir un point d'appui aux côtes, soit enfin à former entre elles une série de trous latéraux, par lesquels sortent de la moelle les racines des nerfs.

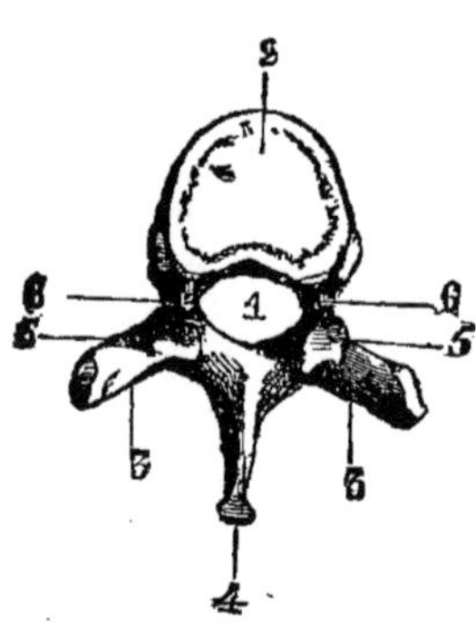

Figure 3.

1. Trou vertebral.
2. Corps de la vertèbre.
3. Apophyse transverse.
4.   —   épineuse.
5.   —   articulaire.

Les vertèbres sont unies et séparées les unes des autres par une série de ligaments, et par de gros cartilages entre les corps des vertèbres. — *(Figure 3)*.

Ainsi unies, elles forment la colonne vertébrale, à la fois résistante et souple, pouvant se plier dans tous les sens, et présentant dans la station verticale trois courbures ; si, par maladie, l'une de ces courbures s'exagère, toutes les autres, *par compensation,* s'exagèrent en sens contraire, sans quoi le corps ne saurait garder son équilibre et tomberait fatalement en avant ou en arrière.

Le thorax forme une espèce de cage ouverte plus largement en bas qu'en haut. Cette cage est formée en arrière par les douze vertèbres dorsales, sur chaque côté par douze côtes et en avant par un os plat : le sternum. — *(Figure 4).*

Les côtes forment des arcs recourbés, articulés en arrière avec deux vertèbres (sauf la première côte et les deux dernières) en avant elles se prolongent d'un cartilage qui les réunit au sternum. Les sept premières se

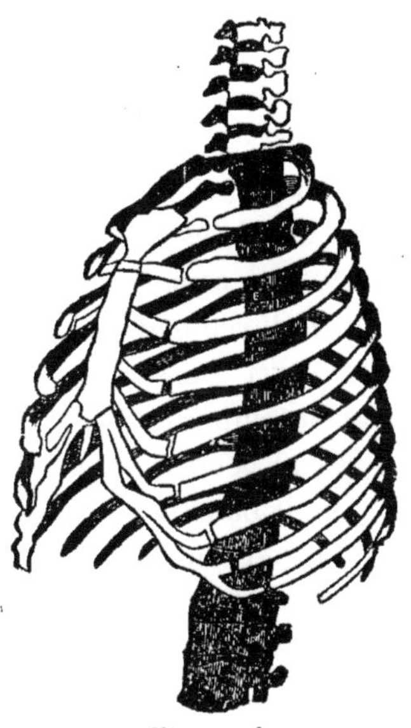

Figure 4.

continuent ainsi directement jusqu'au sternum ; les cinq dernières dites fausses côtes se réunissent à un cartilage commun qui rejoint le sternum.

Toutes ces côtes sont destinées à se relever dans les mouvements de respiration : en se relevant, elles s'écartent en même temps et élargissent le thorax dans *tous les sens* ; d'avant en arrière et de droite à gauche. Elles font ainsi un jeu de soufflet qui attire l'air dans la poitrine. Elles chassent l'air en exécutant le monvement inverse.

Le bassin est formé de trois os (sans compter le coccix) le sacrum en arrière et sur les côtés et en avant, les deux os iliaques : réunis l'un à l'autre en avant, ils **prennent le nom de pubis et d'arcade des pubis.**

En arrière, existe de chaque côté une grosse tubérosité, tubérosité de l'ischion, que l'on sent sous la peau, sur laquelle repose le corps assis, et qui sert de point de repaire dans les recherches des fractures ou luxations difficiles à reconnaître.

C'est dans la partie supérieure du bassin, dite grand bassin ou bassin tout court, que sont logés des organes très importants : en avant la vessie, en arrière le rectum, et chez la femme, entre les deux, la matrice. C'est là que s'amassent les abcès si importants de la fosse iliaque, pelvi-péritonite, appendicite, salpingite.

C'est par le large orifice qui sépare le grand bassin du petit, orifice dit *Détroit supérieur,* que passe l'enfant dans l'accouchement. Vous voyez les difficultés qui surviennent si ce détroit est rétréci. L'enfant traverse ensuite le petit bassin et le détroit inférieur, plus facilement, même s'il faut intervenir, parce que ce dernier passage est plus large et en grande partie membraneux.

Enfin l'os iliaque présente une grosse cavité dite Cavité cotyloïde dans laquelle s'articule la tête du fémur.

Les membres, vous le savez, sont au nombre de quatre, deux supérieurs et deux inférieurs.

Le membre supérieur est formé de quatre segments : l'épaule, le bras, l'avant-bras et la main.

L'épaule est formée de deux os juxtaposés au thorax, l'omoplate en arrière (avec son épine que l'on sent sous la peau) et la clavicule en avant. — *(Figure 5)*.

L'omoplate présente une cavité dite cavité glénoïde avec laquelle s'articule l'humérus.

L'humérus est l'os du bras. Il présente une grosse tête, articulée avec la cavité glénoïde de l'omoplate et non loin de la clavicule ; séparée du corps de l'os par un col sujet à se fracturer comme tous les endroits rétrécis (fractures si difficiles à reconnaître et à soigner, du col de l'humérus).

Le corps, vous le voyez, semble avoir été tordu sur
son axe, ce qui rejette en dehors la partie inférieure du
membre et de la main, et fait que notre pouce, quand
nous redressons nos os, est en dehors au lieu d'être en
dedans comme le gros orteil.

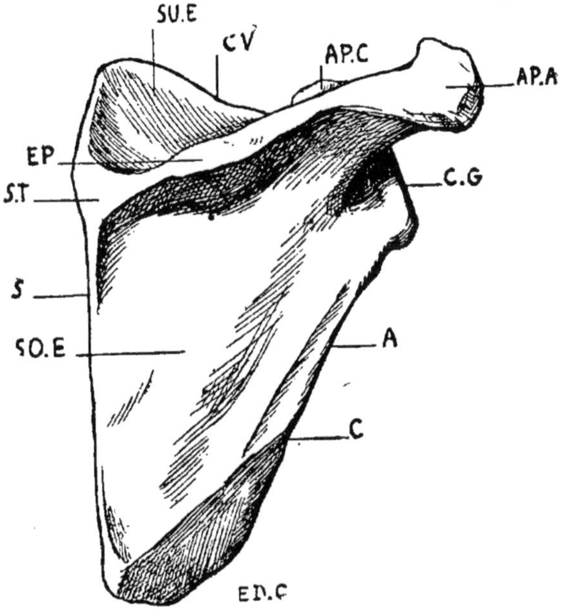

Figure 5.

C. G. — Cavité glénoïde.
S. U. E. — Fosse sus épineuse.
S. O. E. — Fosse sous épineuse.
E. P. — Epine de l'omoplate.
A. P. A. — Acromion.

L'avant-bras est formé de deux os : le cubitus et le
radius. Ces os ont une tendance, naturelle pendant la
vie, à tourner, à se tordre l'un sur l'autre.

Pour l'étude il est bon de les détordre et d'étudier le
membre, la paume de la main étant tournée en avant et
le pouce en dehors. C'est ce qu'on appelle la supination,

(la situation inverse, le pouce en dedans, s'appelle pronation.)

Ainsi placé, le radius est situé en dehors du côté du pouce et le cubitus en dedans du côté du petit doigt.

En haut, à la partie humérale de l'avant-bras, le cubitus est bien plus considérable que le radius : presque seul il s'articule avec l'humérus, qu'il emboîte dans un gros prolongement appelé Olécrâne, sujet naturellement à se fracturer.

La tête du radius au contraire, toute petite, joint tout juste l'humérus ; toute ronde, elle tourne sur elle-même lorsque nous tournons la main.

En revanche, en bas du côté de la main, le cubitus est tout petit. L'extrémité inférieure du radius presque seule s'articule avec les os de la main et tourne avec eux autour du cubitus.

Cette union du radius presque seul avec la main explique que les chutes sur la paume de la main amènent si fréquemment les fractures isolées du radius.

La main est composée de trois segments : le carpe formé de huit petits os disposés en deux rangées. Le métacarpe, composé de cinq os (autant que de doigts) ; les phalanges, trois à chaque doigt ; excepté pour le pouce, qui n'en a que deux, comme vous savez.

Nous retrouvons aux membres inférieurs la même disposition simplifiée.

Nous avons déjà étudié les os du bassin.

Le fémur, os de la cuisse, s'articule avec l'os iliaque. Il présente une grosse tête qui pénètre dans la cavité cotyloïde ; la tête est réunie au corps par un col oblique, très rétréci et sujet par conséquent aux fractures, fractures du col du fémur dont vous avez entendu parler ; fractures très difficiles à reconnaître, très graves, fréquentes dans la vieillesse, pendant laquelle, comme **nous l'avons dit, le col est devenu fragile/**

Au-dessous du col nous voyons une grosse apophyse, le grand trochanter (qui peut aussi se fracturer) que l'on sent remuer sous la peau dans les mouvements de la cuisse et qui sert, avec l'ischion et l'épine iliaque, de point de repère dans la recherche des fractures et luxations difficiles.

Le corps du fémur n'est point tordu comme celui de l'humérus.

Le genou présente un os, la rotule, qui se réunit au fémur et au tibia.

La jambe est formée comme l'avant-bras de deux os. En dedans, du côté du gros orteil, le tibia, le plus gros ; et en dehors du côté du petit orteil, le péroné, le plus petit, qui par en haut ne rejoint même pas le fémur ; en bas ces deux os se terminent par de petites apophyses qui s'articulent avec le pied et qu'on appelle malléoles.

Ces malléoles, os des chevilles du pied, sont sujettes à se fracturer dans les entorses, surtout la malléole externe ou péronéale, lorsque le pied se tord dans un faux mouvement.

Le péroné, du reste est un os petit, assez inutile,

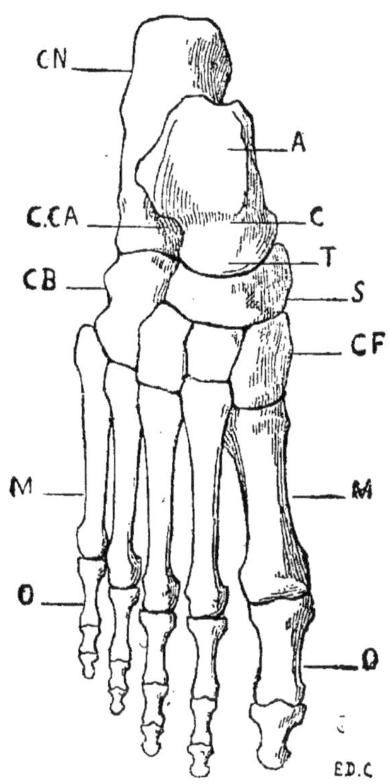

Figure 6.

C. N. — Calcanéum.
A. — Astragale.
S. — Scaphoïde.
C. B. — Cuboïde.
C. F. — 1re Cunéiforme.
M. — Métatarsion.
O. — Phalange.

fragile ; il peut à toute hauteur se rompre isolément, tandis que la fracture du tibia est toujours accompagnée de celle du péroné (le seul effort pour se relever, le tibia étant cassé, suffirait à briser le péroné) ce sont les fractures complètes de la jambe.

Le pied comme la main est composé de trois segments.

Le tarse, formé de sept os dont deux gros : l'astragale qui s'articule avec le tibia et le péroné ; et le calcanéum qui est l'os du talon ; et de cinq os plus petits.

Le métatarse, cinq os longs.

Les phalanges. — *(Figure 6)*.

DEUXIÈME CONFÉRENCE

Articulations

Les os sont unis entre eux ; la réunion de deux ou plusieurs os s'appelle une articulation.

Quelquefois les os sont unis si étroitement l'un à l'autre qu'il semblerait qu'ils n'en fassent plus qu'un, si on ne retrouvait les points de sutures qui les unissent.

Ces articulations s'appellent *sutures*. Exemple : les sutures du crâne.

Chez le nouveau-né, l'ossification des os n'est pas si avancée, et l'on trouve entre les os du crâne deux larges espaces membraneux appelés *fontanelles*.

Les *symphises* permettent quelques rares mouvements de glissement, telles les symphises des pubis, les articulations des corps des vertèbres.

Enfin, la plupart des articulations (diarthroses) sont créées pour permettre des mouvements : Mouvements de flexion et d'extension (coude, genou, doigts), mouvements de latéralité (de droite à gauche), mouvements de rotation, et enfin mouvement dans tous les sens, par exemple à l'épaule et à la cuisse.

Pour permettre ces divers mouvements les articulations sont composées :

1° Des surfaces articulaires des os, disposées en têtes rondes entrant dans des cavités (tête du fémur dans la cavité cotyloïde) ou en poulies (coude) ou en surfaces arrondies, l'une concave et l'autre convexe.

Toutes ces surfaces sont revêtues, comme nous l'avons dit, d'un cartilage articulaire très poli, un peu élastique, pour faciliter les frottements.

2° De ligaments formés de fibres blanches plus ou moins serrées, tantôt disposées comme des liens, comme des cordes à droite, à gauche, en avant ou en arrière de la jointure, d'autres fois csmme un sac, un manchon, une capsule l'entourant entièrement.

Ces ligaments, toujours très forts, sont si solidement attachés à l'os qu'ils ne s'en *détachent jamais*. Ils peuvent, dans les efforts violents, *se rompre* ou arracher un morceau de l'os auquel ils sont attachés, mais jamais ils ne se décollent. Toujours il reste un fragment d'os au bout du ligament ou un fragment de ligament à l'os.

Il arrive aussi quelquefois, au genou, à la hanche, entre l'astragale et le calcanéum, que un ou deux ligaments sont disposés *dans l'intérieur* même de la jointure reliant intérieurement les deux os.

Enfin l'intérieur de la jointure est entièrement tapissé par une mince membrane lisse, appelée synovicale, qui secrète un liquide huileux appelé synovie.

La synovie a pour effet de graisser le mouvement.

La synoviale est le premier exemple de ce qu'on appelle les séreuses, telles les plèvres qui entourent les poumons, le péritoine et qui tapissent l'intérieur de l'abdomen. Toutes ces séreuses, et la synoviale en particulier, sont des membranes minces, transparentes, formant un sac fermé de toutes parts. Souvent il est difficile de les isoler ; elles sont comme un papier de tapisserie qu'on ne peut décoller du mur.

La synoviale peut encore être décollée à la surface articulaire des ligaments ; sur les cartilages ce n'est plus un papier de tenture, c'est à peine un vernis que le microscope seul peut révéler !

Quoiqu'il en soit, lorsque la jointure s'enflamme, qu'il y a arthrite, tantôt le liquide synovial s'accroît (comme le liquide pleural dans la pleurésie, comme le liquide du ventre dans la péritonite). Il y a épanchement de synovie, hydrarthrose.

Tantôt, dans l'arthrite sèche, les synoviales perdent leur poli, il y a des frottements, des craquements articulaires.

Nous n'énumèrerons pas toutes les articulations comme nous avons étudié tous les os, mais seulement quatre ou cinq.

L'articulation de la mâchoire inférieure a un mouvement tout particulier. Dans les autres jointures les deux os jouent l'un sur l'autre, se meuvent l'un ou l'autre à volonté..

A la mâchoire, la mâchoire supérieure est presque immobile. La mâchoire inférieure se meut presque seule. Elle se meut surtout de haut en bas pour couper les aliments ; elle peut aussi faire des mouvements latéraux pour les moudre (ces mouvements dominent chez les herbivores) et des mouvements d'avant en arrière pour les ronger, et ces mouvements dominent chez les rongeurs (rats, souris, lapins).

Aussi la tête ou condyle du maxillaire inférieur qui, vous le voyez, est presque arrondie chez l'homme, est-elle allongée de droite à gauche chez les herbivores, d'arrière en avant chez les rongeurs.

A l'articulation de la mâchoire, seule de toutes les articulations, le centre du mouvement n'est pas dans la jointure mais *au-dessous*. La tête de l'os sort en quelque sorte de sa jointure à chaque mouvement et se porte en avant. Si elle se porte trop en avant elle glisse, la mâchoire est démise : l'apophyse que vous voyez ici (apophyse coronoïde) se rend dans l'arcade que vous voyez là (arcade zygomatique) et n'en sort plus ; pour réduire la luxaton, il faut non pas repousser la mâchoire en arrière mais l'abaisser pour dégager l'apophyse coronoïde.

L'articulation de l'épaule est la plus parfaite de toutes les articulations.

Elle permet toute une série de mouvements dans une large étendue. Elle permet aussi malheureusement à la tête de l'humérus de glisser un peu dans tous les sens. *Seule* de toutes les articulations elle est traversée par *un tendon*, le tendon de la longue portion du biceps, qui sert de ligament interarticulaire. En haut, elle est protégée et renforcée par les apophyses de l'omoplate et par la clavicule.

Au coude, l'articulation de l'humérus avec le cubitus et son olécrâne ne permet que la flexion et l'extension, pas de mouvements de latéralité et de rotation.

Le radius, au coude, tourne sur lui-même ; en bas, au poignet, il tourne autour du cubitus, emportant avec lui dans ce mouvement de rotation la main avec laquelle il s'articule presque seul.

L'articulation radio-carpienne (du radius et des os du carpe) présente en outre des mouvements d'extension et de flexion et quelques mouvements de latéralité. — (*Figure 7*).

Les synoviales de toutes les petites articulations du carpe, communiquent entre elles et quelquefois avec celles du poignet, ou plutôt ne font qu'une seule synoviale. Aussi, une blessure, une opération dans ces petites jointures, est-elle aussi et plus dangereuse que dans une grande articulation et peut amener une arthrite de toute la main et du poignet.

L'articulation du pouce avec son métacarpien, du métacarpien du pouce avec l'os du carpe, sont bien plus parfaites, bien plus mobiles dans tous les sens que les articulations des autres doigts et des autres métacar-

piens. Aussi le pouce peut-il s'opposer à tous les doigts,
ce qui permet la préhension des objets.

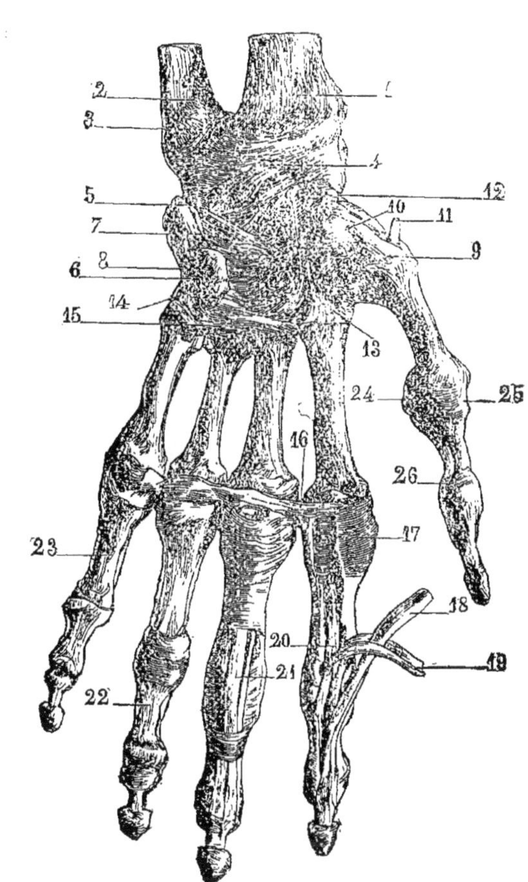

Figure 7.

1. — Radius.
2. — Cubitus.
3, 4, 14, 14, 15. — Ligaments du carpe.
16. — Ligament intermétacarpien.
17. — Gaine synoviale du fléchisseur.
18, 19. — Tendons fléchisseurs de l'index (coupés).
21. — Tendon fléchisseur du doigt (intact).

Le pouce opposable au doigts, voilà ce qui *constitue la
main*, ce qui la distingue du pied, de la patte de tous les

animaux, et même des quatre mains du singe, chez lequel l'opposition du pouce aux doigts existe, mais est imparfaite.

Les symphises du bassin se relâchent pendant la grossesse, et après les accouchements multiples. D'où la démarche en canard de la femme enceinte et de celle qui a eu beaucoup d'enfants.

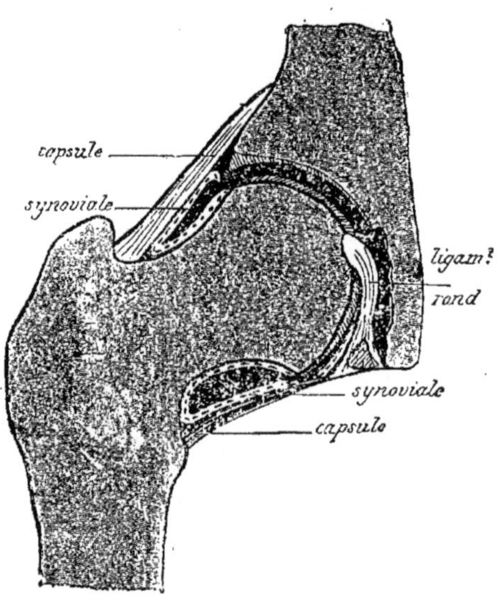

Figure 8.

L'articulation de la hanche est solide, entourée d'une forte capsule fibreuse ; la tête du fémur est, de plus, unie au fond de la cavité cotyloïde par un ligament interarticulaire, le ligament rond. — *(Figure 8)*.

Néanmoins, la crête de la cavité cotyloïde présente trois petites dépressions, plus visibles sur l'os frais que sur l'os sec, et qui sont autant de points faibles par lesquels peut sortir la tête du fémur. Accident rare, Dieu merci, mais très grave.

Au genou, le tibia seul s'articule avec le fémur. La rotule est noyée dans un fort tendon (tendon du triceps) qui va du fémur au tibia.

Reliés par de forts ligaments, le fémur et le tibia sont encore réunis par deux ligaments interarticulaires croisés.

Au pied, l'astragale est fortement emboîté entre les deux malléoles, relié à elles par de forts ligaments. Ces ligaments peuvent se rompre dans les entorses. Ils peuvent aussi *arracher* un petit morceau d'os. Cela se voit surtout à la malléole du péroné.

Les os du pied sont fortement réunis entre eux. Tandis que la main est disposée pour la mobilité, le pied est disposé pour la résistance et la solidité.

A la face plantaire, existe un très fort ligament : le grand ligament plantaire, destiné à maintenir la cambrure, la voussure du pied.

Muscles

Nous en avons fini des jointures.

Nous avons étudié *la machine*, nous allons voir *le moteur*.

Car il faut une force, un moteur pour faire remuer ces os, pour faire jouer ces articulations.

La force, c'est cette immense masse charnue, rouge, qui tient une place si grande dans l'organisme, qu'on l'appelle la chair, la viande.

Ce qui fait du muscle *une force*, c'est que non seulement il est élastique, mais encore et surtout qu'il est doué de *contractibilité*. C'est-à-dire *qu'à volonté*, ou sous l'influence d'un excitant dont nous allons parler, il se raccourcit, entraînant alors dans son mouvement de raccourcissement les os ou les chairs sur lesquels il est attaché.

Que nous examinions les muscles à l'œil nu ou au microscope, que nous étudiions leur anatomie ou leur

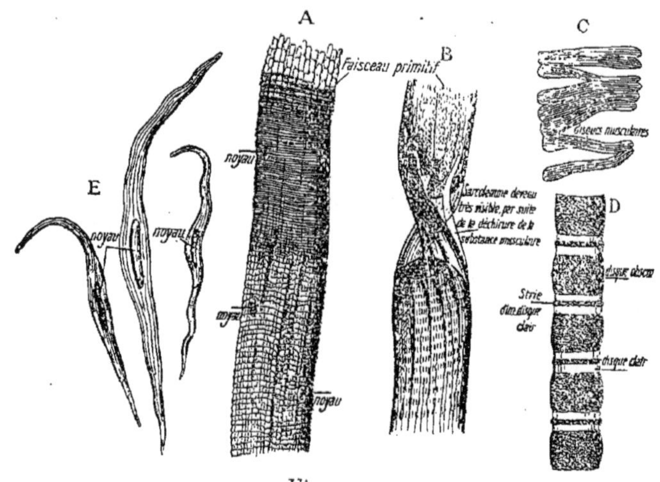

Figure 9.

A. — Fibres musculaires striées.
B. — La même déchirée et enveloppée de son enveloppe.
C. — *Stries* nolice.
D. — Fibrile vue à un plus fort grossissement.
E. — Fibres lisses.

physiologie, nous voyons deux types tout différents de muscles.

Les uns, muscles de la vie de nutrition (ou végétative) sont appelés, à cause de leur aspect au microscope, *muscles à fibres lisses. — (Figure 9. E).*

Les autres muscles de la vie de relation, muscles des grands mouvements, sont appelés *muscles à fibres striées. — (Figures 9 et 10).*

Les premiers se retrouvent à l'estomac et dans le tube digestif, dont ils excitent les mouvements *involontaires*, nécessaires au passage des aliments; dans les poumons, dans les vaisseaux sanguins, dans la vessie, dans l'épaisseur de la peau, dans la matrice.

Vous voyez ici leur forme, dite en cellules longues (longues de un vingtième à un demi millimètre au plus) en forme de fuseaux avec un noyau.

En général, ces muscles se contractent involontairement.

Nous ne pouvons rien aux mouvements de l'estomac, la femme qui accouche ne peut rien aux contractions de la matrice.

Toutefois ce caractère n'est pas absolu. La vessie se contracte à volonté pour chasser l'urine. Un autre caractère, *absolu* celui-là, c'est que la contraction des fibres lisses est *lente*, progressive, durable. Voyez la différence (pour revenir au même exemple) entre les contractions lentes de la vessie et le raccourcissement brusque du bras.

Vous comprenez bien que ces fibres musculaires, formant toute une membrane qui entoure les organes creux, l'estomac, les intestins, la matrice, la vessie, en se raccourcissant resserrent la poche, la rapetissent et en chassent le contenu.

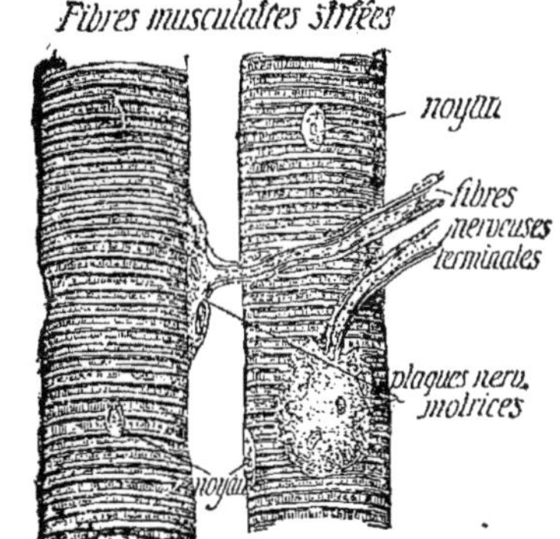

Figure 10.

D'autres fois, ces muscles forment des anneaux appelés sphincters, qui, au contraire, en se resserrant empêchent l'expulsion du contenu.

Les muscles à fibres striées sont ceux du mouvement

volontaire, des membres ou autres. Qu'on les examine à l'œil nu ou au microscope, vous les voyez formés d'une série de fibres plus ou moins fines, entourées d'enveloppes fibreuses et élastiques.

Au microscope, vous voyez les fibres musculaires formées d'une série de *petites stries* alternativement obscures et transparentes. C'est à ces stries que les fibres doivent leur nom,

Lorsque le muscle se contracte, nous verrions au microscope toutes ces petites plaquettes noires ou transparentes s'aplatir et s'élargir, nous voyons sur le vivant ou le cadavre frais, le muscle se raccourcir, grossir et durcir.

Contrairement à la contraction des fibres lisses, le raccourcissement des fibres striées est *brusque* ; qu'il se fasse sous l'effort de la volonté ou d'un excitant artificiel, électricité, pointe du scalpel, caustique, le muscle, après environ un centième de seconde de retard, se raccourcit avec une secousse brusque.

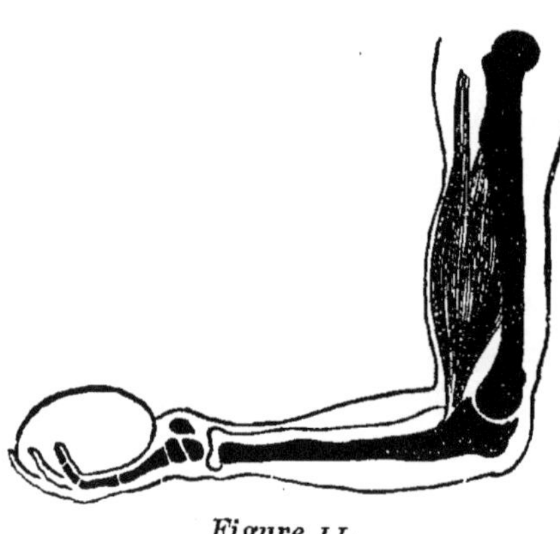

Figure 11.

Si l'excitant cesse avant que le muscle soit fatigué, il se relâche un peu moins brusquement.

Expérimentalement, comme je vous le dis, l'électricité, un caustique, le grattement d'un scalpel font contracter le muscle. Ai-je besoin de vous dire que sur le vivant, son excitant ordinaire est *la volonté* ; d'autres fois une douleur (quelquefois à peine ressentie, pas du tout ressentie) qui provoque un mouvement de défense involontaire. Dans les deux cas, le mouvement est commandé ou transmis au muscle par le nerf qui s'y rend, comme vous le voyez sur la figure 10.

L'excitant naturel du muscle, c'est le nerf; même expérimentalement, l'excitation transmise par le nerf agit mieux que l'excitation directe du muscle.

Le muscle, même au repos, n'est pas dans un relâchement complet.

Si on le coupe il se raccourcit.

Lorsque le tendon qui termine un muscle a été sectionné, il remonte et il faut pour le retrouver aller le chercher assez loin au-dessus de la plaie.

Cette demi-contraction persistante s'appelle tonicité.

Si le muscle, par l'effet de la maladie, est en contraction persistante, on dit qu'il y a contracture. Cette contracture généralisée est le *tétanos*.

Tout muscle qui se contracte, comme toute machine en travail, s'échauffe. C'est même la principale source de la chaleur animale.

Au repos (et nous ne goûtons jamais qu'un repos très relatif) un homme développe 2.600 calories (1) environ par jour ; un ouvrier qui travaille en développe 900 de plus environ, c'est-à-dire la quantité de chaleur nécessaire pour faire bouillir neuf litres d'eau. Cette chaleur est due, nous le verrons, à une augmentation *des combustions* qui se font dans l'organisme.

Il faut donc fournir plus de combustible, c'est-à-dire d'aliments. Aussi le travail développe-t-il l'appétit.

Ce combustible, fourni par les aliments, est apporté aux muscles *par le sang*.

L'irrigation sanguine est plus considérable dans un

---

(1) On appelle colorie la quantité de chaleur nécessaire pour élever de un degré un litre d'eau (ou un kilogramme d'eau) autrement dit, pour élever de 100° et faire bouillir 10 grammes d'eau, prise à 0°.

muscle qui travaille que dans un muscle au repos. Il reçoit beaucoup plus de sang.

Or, le sang n'est pas tout employé au travail. Il nourrit aussi le muscle, tout organe, en particulier tout muscle qui travaille grossit, devient plus fort.

Le travail c'est donc la chaleur, l'appétit, la force et la santé.

Oui, mais à condition qu'il n'y ait ait pas surmenage.

C'est la loi de Dieu que le travail soit suivi du repos, Dieu nous a imposé le repos hebdomadaire. On commence à s'apercevoir que le hommes et les sociétés qui manquent à cette loi finissent par en souffrir.

Mais Dieu dans sa bonté n'a pas attendu que nous fassions cette expérience tardive et coûteuse. Une loi physiologique nous impose un repos inéluctable.

« Le besoin du sommeil, dit excellemment le docteur Vincent de Lyon (auteur du manuel des infirmières) établi par la Providence, assure à l'homme de longues heures réparatrices, qu'il ne s'accorderait probablement pas toujours, s'il avait l'entière direction de son organisme ».

Un muscle est formé de deux parties, l'une rouge, épaisse, formée de fibres musculaires contractiles ; l'autre qui le prolonge et s'insère à l'os, plus mince, blanche, nacrée. C'est le tendon. Les fibres musculaires s'insèrent le long du tendon à différentes hauteurs ; le tendon, comme les ligaments, s'insère si fortement à l'os qu'il se romprait plutôt que de se détacher.

Nous devons encore signaler, comme annexe des muscles, les aponévroses ou enveloppes fibreuses qui les engainent, et des bourses séreuses, bourses synoviales, qui, comme les synoviales articulaires, secrètent le liquide, facilitant le frottement des tendons.

La plus importante est celle de la main.

Ainsi constitué, le muscle a une insertion fixe à l'os le plus fixe des deux, et une insertion mobile.

C'est ainsi que le grand pectoral attaché au thorax et au bras remue le bras, c'est là son insertion mobile ; que les fléchisseurs et les extenseurs des doigts attachés aux os de l'avant-bras et aux doigts remuent les doigts, ce sont leurs insertions mobiles.

Les os jouent ainsi le rôle de léviers, les articulations étant le point d'appui (autour duquel s'exécute le mouvement) et le muscle la force.

Je vous ferai grâce de la description et même de l'énumération de la plupart des muscles. Vous saurez seulement que les mouvements de la face s'exécutent à l'aide de petits muscles qui s'insèrent à la peau, et quelques-uns rien qu'à la peau, sans aucune attache osseuse. Vous saurez aussi que le dos est garni, à droite et à gauche de la colonne vertébrale, de fortes masses musculaires (appelées aloyau chez l'animal) pour exécuter les mouvements de la colonne ; que le thorax est garni de muscles inspirateurs et expirateurs ; que ce même thorax est rattaché au bras par le grand pectoral en avant et le grand dorsal en arrière, formant le creux de l'aisselle.

Au bras, vous avez entendu parler du biceps ou muscle à deux branches, en avant, (muscle de la flexion de l'avant-bras). En arrière est le triceps (à trois branches) pour l'extension. A l'avant-bras, deux plans de muscles superposés fléchissent les doigts ; un seul muscle les redresse. Ce qui est très intéressant, c'est que le pouce et l'index possèdent en outre des muscles spéciaux pour les redresser et les étendre.

La main est remplie de petits muscles servant en partie *à opposer* le pouce aux doigts.

Les masses fessières sont considérables ; cette masse est nécessaire pour redresser le tronc sur la cuisse dans la station verticale. La disposition de la cuisse rappelle *en plus fort* celle du bras (triceps en avant, côté de l'extension). Les muscles du mollet (triceps du mollet) sont très forts et se terminent par un gros tendon attaché au calcanéum, le tendon d'Achille.

Ce mollet considérable est nécessaire à la station verticale aussi bien qu'à la marche. Aussi est-il le propre de l'homme. Celui des quadrupèdes est rudimentaire. Tous les muscles, au membre inférieur, sont constitués, non seulement pour le mouvement de la marche, mais surtout pour la station verticale qui est un prodige d'équilibre.

Je n'ai plus à vous parler que d'un seul muscle, très important, et d'une étude difficile. Situé à l'intérieur du corps, il sépare le thorax de *l'abdomen*. Inséré sur toute la circonférence de la base du thorax, sur les vertèbres lombaires, sur les sept dernières côtes et sur la pointe du sternum, il forme une large voûte à concavité inférieure abdominale : à convexité en haut du côté du cœur et des poumons.

C'est un muscle respirateur. Il se contracte à chaque inspiration ; alors, en raccourcissant toutes ses fibres, il aplatit sa convexité, il abaisse le sommet de sa voûte.

Donc, il agrandit la cavité thoracique dans le sens vertical, en même temps que le mouvement des côtes agrandit le thorax dans tous les autres sens.

D'où mouvement de soufflet, appel d'air dans la poitrine : inspiration.

D'où abaissement et compression des organes du ventre, estomac et intestins.

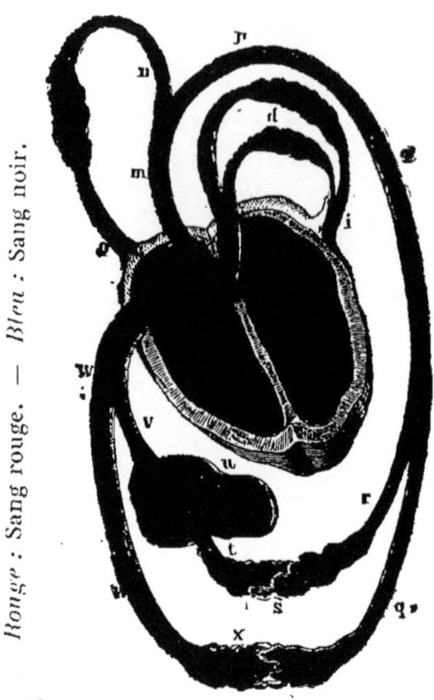

(Schema de la Circulation du Sang)

(D'après MAISONNEUVE, *Zoologie*).

Vue théorique de la circulation du sang chez l'Homme et les Mammifères ; M, M, artère aorte, partant du ventricule gauche (L); elle fournit : 1° les artères de la tête (N), dont le sang, devenu veineux, revient par la veine cave supérieure (O) à l'oreillette droite (E); 2° les artères qui se distribuent au reste du corps (P, Q); les unes vont à l'intestin (R), se réduisent en capillaires (S), puis se réunissent en un tronc unique, la veine porte (L), qui pénètre dans le foie, où elle se ramifie, se réduit en capillaires (U) et en ressort par les veines sus-hépatiques (V), qui débouchent dans la veine cave inférieure (W) ; les autres ramifications de l'aorte se distribuent aux parties inférieures du corps (Q'), se réduisent en capillaires (X), qui se réunissent en veines pour constituer enfin la veine cave inférieure (W), laquelle débouche dans l'oreille droite (E). Le sang des deux veines caves (O, W), amené à l'oreillette droite (E), passe dans le ventricule droit (F), est lancé éans l'artère pulmonaire (G) et distribué aux deux poumons (D), d'où il revient par les veines pulmonaires (I), qui aboutissent à l'oreillette gauche (K), et passe dans le ventricule gauche (L), pour être lancé de nouveau dans l'aorte (M).

TROISIÈME CONFÉRENCE

Circulation du Sang

Le sang est le liquide qui nourrit tout le corps. Il est donc charroyé dans tous les organes, par une série de tubes qu'on appelle les vaisseaux sanguins ; chassé du cœur dans les artères, il arrive au contact des tissus, qui lui empruntent ce qui est nécessaire à leur vie ; ces tissus lui rendent les déchets de la nutrition. Ainsi appauvri, le sang de rouge vermeil est devenu brun, c'est ce qu'on appelle le sang noir, *sang veineux,* qui revient par les veines au cœur, puis au poumons où il reprend sa couleur rouge vermeil. Il retourne alors au cœur et refait un nouveau circuit.

Vous avez sur ce schema une idée première de la circulation. — *(Planche 2 et figure 15).*

Le *cœur* est l'organe essentiel et le moteur qui propulse le sang dans tout l'organisme.

C'est un muscle *creux,* se contractant et chassant son contenu, le sang, à chaque contraction, comme une poire en caoutchouc que l'on serre dans la main.

Le cœur est formé de deux parties, de deux poches accolées l'une à l'autre, absolument séparées l'une de l'autre par une cloison étanche.

On les appelle le cœur droit et le cœur gauche. Le cœur droit contient le sang *noir, veineux,* le cœur gauche le sang *rouge, artériel.*

Le cœur se contracte, occupons-nous d'abord du *cœur gauche* ; le sang rouge est chassé par la contraction du cœur gauche dans l'artère aorte ; il se répand ensuite dans tout le corps par des artères de plus en plus nombreuses et de plus en plus petites ; il arrive enfin aux capillaires, vaisseaux infiniment plus petits que des cheveux.

Là il perd sa couleur rose et noircit, il passe ensuite dans *les veines*, et par deux grosses veines revient *au cœur droit*.

Ce trajet constitue la grande circulation.

Le cœur se contracte : occupons-nous maintenant du *cœur droit ;* le sang noir contenu dans le cœur droit est chassé par *l'artère pulmonaire* dans les poumons ; l'artère pulmonaire est divisé en artérioles de plus en plus petites qu'on nomme capillaires.

Dans le capillaires du poumon le sang redevient *rose* et revient au *cœur gauche* par les *quatre veines pulmonaires*.

Puis les mêmes phénomènes se reproduisent.

Reprenons tous ces phénomènes avec plus de détail.

Le Cœur

Le cœur (*figure 12*) est un muscle creux, gros, dit Laennec, à peu près comme le poing ; placé dans le thorax, dans la poitrine, prédominant du côté gauche, reposant sur les deux poumons, et recouvert par le sternum et les quatre premières côtes gauches. Vous voyez sa forme, un cône à base supérieure (ce n'est pas un cœur de carte à jouer ni un Sacré-Cœur). Il est renfermé dans un sac fibreux, une séreuse, appelée péricarde. C'est dans le péricarde que se font les épanchements appelés péricardites.

La chair du cœur, son tissu, est musculaire comme pour tous les organes qui se contractent.

Nous avons vu dans notre dernière leçon qu'il existait deux espèces de muscles : les muscles à fibres striées et les muscles à fibres lisses.

Le tissu musculaire du cœur est d'une troisième espèce, qui tient des deux autres :

1° Il est à *fibres striées*, mais a fibres *entrecroisées*, enchevêtrées.

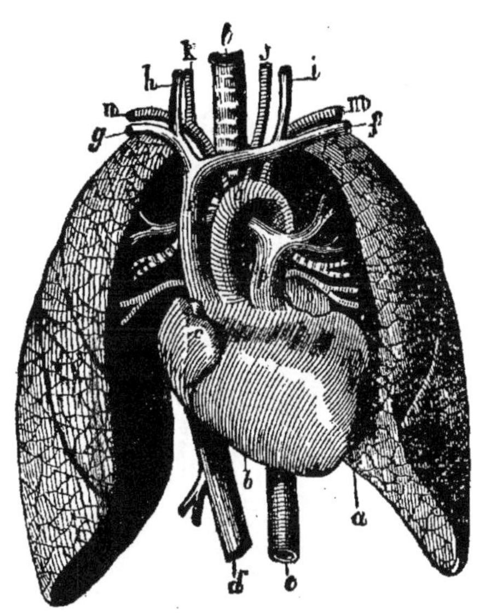

Figure 12.

A. — Pointe du ventricule gauche.
B. — Ventricule droit.
C. — Oreillette droite.
D. — Veine cave inférieure.
R. — Veine cave sup. et ses branches (F, G).
E, E. Artère aorte et ses branches (M, N, K, S).
P. — Artère pulmonaire.
L. — Trachée artère.
O. — Oreillette gauche.

2° Comme les fibres striées, il se contracte *brusquement*, plus brusquement même qu'aucun autre muscle.

3° Comme la plupart des fibres lisses, il se contracte involontairement (vous vous en doutiez).

Intérieurement *(figures 13 et 14)*, le cœur est formé de deux sacs complètement séparés l'un de l'autre, n'ayant pas de communication l'un avec l'autre. Ce sont le cœur droit et le cœur gauche, séparés par une cloison complétement étanche.

Le cœur droit est d'une capacité un peu plus considérable que l'autre, ses parois sont plus minces, moins fortes ; il contient du sang *noir*, veineux.

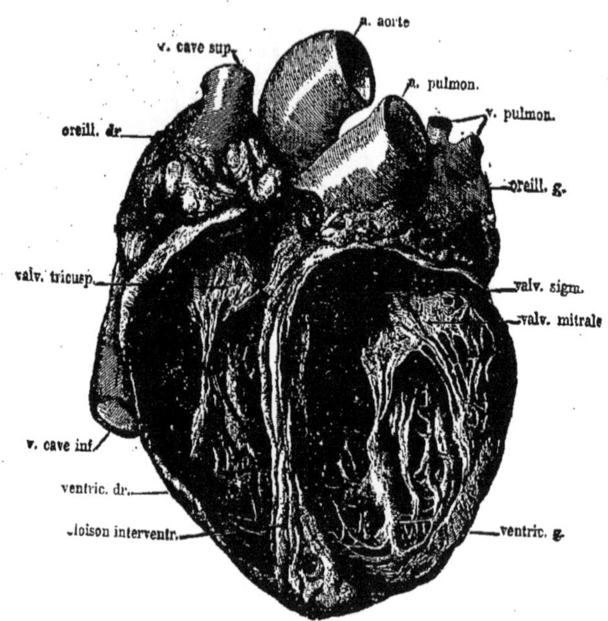

Figure 13

Le cœur gauche, un peu plus petit, à parois plus épaisses, contient du sang *rouge*, artériel.

Chacun des deux cœurs est partagé en deux pochettes, la supérieure appelée *oreillette*, l'inférieure *ventricule*.

Il y a donc deux oreillettes, l'oreillette droite et l'oreillette gauche, deux ventricules, le ventricule droit et le ventricule gauche.

Les ventricules sont plus vastes el à parois plus fortes que les oreillettes.

L'oreillette est séparée du ventricule correspondant par une cloison membraneuse, mince et *largement perforée* : ce sont les valvules. Ces valvules sont de petites *soupapes;* celle de droite a trois ouvertures, trois dents, et s'appelle à cause de cela *valvule tricuspide.*

Celle de gauche n'est qu'une large fente; elle représente plus ou moins la forme d'un bonnet d'évêque et s'appelle valvule mitrale.

Lisses à leur face supérieure, du côté de l'oreillette, les valvules sont à la face inférieure ventricu- laire, attachées à la paroi du ven- tricule par des espèces de cor- dages et de piliers musculo-mem- braneux. Ces cordages permet- tent donc à la valvule, à la sou- pape, de s'abaisser dans l'intérieur du ventricule.

Elles la retiennent et ne lui per- mettent pas de remonter dans l'oreillette.

Ainsi disposées, elles s'affais- sent et laissent passer le sang qui vient de l'oreillette dans le ventri- cule; elles se redressent au con-

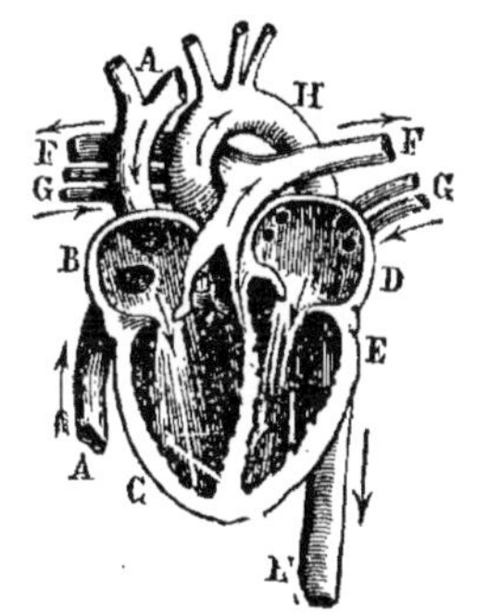

Figure 14.

(Schema de l'intérieur du Cœur)

A, A. Veines caves.
B. Oreillette droite.
C. Ventricule droit.
D. Oreillette gauche.
F, F. Artère pulmonaire.
G, G. Veines pulmonaires
H. Artère aorte.

traire, jouent le rôle de soupape et empêchent le sang de refluer du ventricule dans l'oreillette.

Dans l'oreillette gauche aboutissent quatre veines, les veines pulmonaires qui ramènent le sang rouge du poumon.

Du ventricule gauche part l'artère aorte.

A l'oreillette droite aboutissent également deux grosses veines qui ramènent le sang de tout le corps. Du ventri- cule droit part l'artère pulmonaire.

L'artère aorte et l'artère pulmonaire sont munies à

leur sortie du cœur chacune de trois petites valvules, appelées *valvules sigmoïdes*, bien différentes des valvules auriculo ventriculaires.

Ce sont de petits replis membraneux, minces, formant comme trois petits nids de pigeon, dont le fond est dirigé du côté du ventricule et accolé aux parois de l'artère. Lorsque le sang passe du ventricule dans l'artère, ces membranes s'affaissent et laissent passer le sang, lorsque par son élasticité l'artère chasse le sang du côté du cœur, ces trois petits nids s'ouvrent, s'accolent et interceptent le passage du sang, formant ainsi soupape.

Artères

L'artère aorte, dans laquelle passe le sang en sortant du ventricule gauche, est un gros tube élastique ; recourbé en crosse, il contourne la partie supérieure du cœur, va s'accoler à la colonne vertébrale et descend tout le long du thorax et de l'abdomen, en fournissant en hant (au niveau de la crosse) des artères à la tête (carotides) aux membres supérieurs et au cœur lui-même ; dans sa partie descendante, des artères aux bronches, à l'estomac, aux intestins, au foie, à la rate, aux reins.

Considérées d'une façon générale, les artères sont toutes des tubes élastiques, rigides, restant arrondis sur le cadavre où on les trouve vides de sang. Par leur élasticité elles ont chassé à la mort tout leur sang dans les veines.

Leur élasticité fait que si on les coupe, si on les fend même incomplétement, les deux lèvres de la plaie artérielle s'écartent, et le sang sort indéfiniment, par jets saccadés, jusqu'à la mort ou au moins la syncope, si on ne lie pas rapidement l'artère ou si on ne la comprime pas fortement.

Les *petites* artères contiennent des *muscles lisses* (à contractions involontaires) dont nous reparlerons.

Nous avons dit que l'aorte donne des branches à la tête et aux membres. Les artères de la tête se subdivisent et se rendent jusqu'au cerveau.

Au membre supérieur, une artère, appelée successivement sousclavière, axillaire humérale jusqu'au coude, où elle se divise en deux s'appelant comme les os de l'avant-bras, la cubitale et la radiale. Cette dernière est celle dont on sent les battements en tâtant le pouls.

A la main les artères se réunissent en formant plusieurs arcades, dites arcades palmaires.

Tout le long du chemin, les grosses artères en donnent de plus petites aux muscles, aux os, à tous les organes, ces artères communiquent les unes avec les autres ; ces voies de communication, destinées à assurer la circulation dans le cas où une artère serait obstruée, s'appellent *anastomoses*.

A la main, aux arcades palmaires, ces anastomoses sont si nombreuses que si une artère est coupée et qu'on ne puisse retrouver et lier qu'un seul bout, le sang revient invariablement par l'autre ; il faut aller lier l'humérale, l'axillaire quelque fois jusqu'à la sousclavière, tant les communications sont nombreuses.

Nous avons dit à quels organes l'aorte abdominale fournit des branches.

Au membre inférieur, la disposition des artères rappelle celle du membre supérieur, une fémorale, une tibiale et une péronéale.

Pédieuse et arcades plantaires.

Capillaires

Des artères, des arterioles, le sang passe dans les capillaires, nommés ainsi pour dire que ces vaisseaux sont fins comme des cheveux. Ils le sont infiniment plus : un globule sanguin qui n'a que sept millièmes de millimètre de diamètre ne passe qu'à frottement dans les plus fins capillaires.

Les capillaires forment dans tout l'organisme un réseau assez serré pour qu'une pointe d'épingle suffise à en déchirer plusieurs et amener du sang.

Veines

Des capillaires, le sang devenu brun passe dans les veines qui le ramènent au cœur ; à parois minces et flasques, sans élasticité, les veines s'affaissent lorsqu'elles sont vides.

Leur disposition rappelle celle des artères, auxqu'elles elle sont généralememt accolées dans leur trajet ; ordinairement deux veines accompagnent une artère.

Aux membres, outre le réseau veineux profond qui accompagne les artères, existe un réseau de grosses veines superficielles. C'est l'une ou l'autre de ces veines superficielles que l'on incise dans *la saignée*.

Les veines sont intérieurement munies de valvules,

qui rappellent les valvules sigmoïdes de l'aorte et de l'artère pulmonaire, mais sont moins parfaites.

Tournées vers le cœur, elles laissent le sang remonter vers le cœur, mais font soupape (soupape très imparfaite d'ailleurs) et empêchent le sang de refluer du cœur vers la periphérie.

Si les veines se dilatent, par exemple dans les varices, les valvules deviennent insuffisantes et le sang peut refluer par en bas, gonfler les veines.

Le sang de toute la partie inférieure du corps est ramené à l'oreillette droite par la *veine cave inférieure*, munie a son orifice d'une petite valvule. Le sang de la partie supérieure du corps revient également à l'oreillette droite par la *veine cave supérieure* dépourvue de valvule à son orifice.

Du *ventricule droit* part *l'artère pulmonaire*, qui après quelques centimètres se divise ponr les deux poumons ; le sang des poumons *revient rouge* dans l'oreillette gauche par les quatre *veines pulmonaires*.

Physiologie de la Circulation du Sang

Revenons maintenant au fonctionnement du cœur, des vaisseaux et des veines, à la Physiologie.

D'abord le cœur. — *(Hors texte et figure 15)*.

Les oreillettes se contractent les premières et toutes deux en même temps, cela s'appelle la systole auriculaire. Prenons d'abord l'oreillette gauche, remplie de sang rouge artériel. En se contractant elle repousse la valvule *mitrale*, le sang passe en masse dans le ventricule gauche.

Un dixième de seconde environ après, les ventricules se contractent, tous deux à la fois ; cela s'appelle la systole ventriculaire ou tout simplement la systole.

Le cœur en repos est dit en diastole. Occupons - nous de la contraction du ventricule gauche. Le flot de sang repousse la valvule mitrale. Retenue par ses cordages tendineux, elle ne peut se renverser dans l'oreillette ; elle ferme entièrement le passage entre l'oreillette et le ventricule, le sang ne peut donc passer dans l'oreillette.

Où ira-t-il ? Du côté où un orifice lui est ouvert. Du côté de l'aorte.

Les valvules sigmoïdes de l'aorte sont relevés par le flot sanguin et le

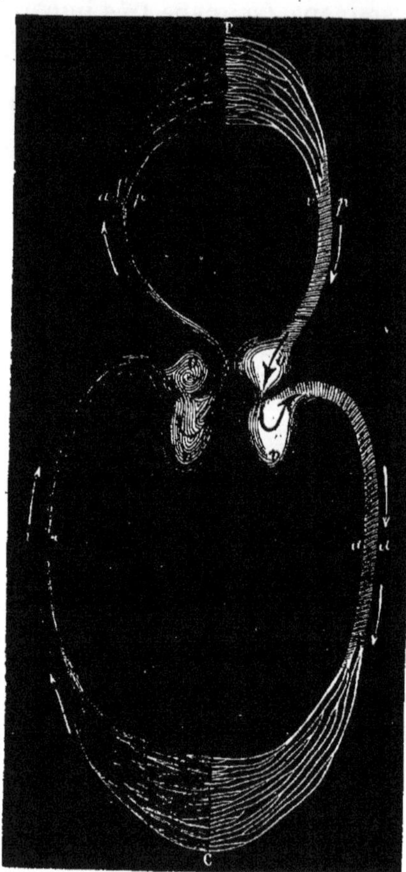

Figure 15.

(Schema de la Circulation du Sang)

O, O. — Oreillettes.
V, V. — Ventricules.
A, A. — Artères de la grande circulation.
A, P. — Artère pulmonaire.
V, P. — Veine pulmonaire.
V. C. — Veines caves.
C. P. — Capillaires de la grande circulation.
P. — Capillaires du poumon.

sang passe du ventricule gauche dans l'aorte qu'il distend violemment. Lorsque le ventricule s'est vidé il se relâche. L'aorte élastique revient alors sur elle-même par son élasticité, ainsi que toutes les artères, et le sang est chassé dans les deux directions.

Mais du côté du cœur, les valvules sigmoïdes sont fermées brusquement, forment soupape et le sang ne peut revenir dans le ventricule; il passe dans les plus petites artères et dans tout le corps.

Puis le cœur tout entier entre en repos, en diastole; moins d'une minute après, il recommencera tout ce mouvement qu'on appelle une révolution du cœur.

Il y en a environ 75 par minute chez l'adulte, 60 chez le vieillard, 120 à 140 chez le nouveau-né.

Donc, à chaque contraction du ventricule, à chaque systole, le sang est chassé dans tout l'arbre artériel, il le distend brusquement, et cette distension sensible au doigt posé sur une artère constitue le *pouls*.

C'est aussi à chaque contraction du ventricule que correspond le battement du cœur contre la poitrine.

C'est au même moment que l'on entend en auscultant le premier bruit du cœur *dû au relèvement et à la tension de la valvule mitrale*. Donc, systole ou contraction ventriculaire, battement du cœur contre la poitrine, premier bruit du cœur, pouls, sont des phénomènes simultanés et dus à une cause unique : la contraction du ventricule. Le deuxième bruit du cœur, qui suit le premier presque immédiatement, correspond au repos du cœur et est dû à l'abaissement des valvules sygmoïdes.

Si les valvules sont altérées et ferment incomplétement les orifices, si elles remplissent mal leur rôle de soupape, on dit qu'il y a insuffisance, et à l'auscultation le bruit net est remplacé par *un souffle*; souffle au premier bruit si la valvule mitrale est insuffisante, souffle au deuxième bruit si c'est la valvule sigmoïde de l'aorte.

A l'état normal, la contraction de l'oreillette ne s'accompagne *à peu près* d'aucun signe extérieur, ni choc, ni bruit.

Voilà donc le sang passé du ventricule gauche dans les artères. Il y est soumis à une forte pression ; les artères, en effet, sont distendues par le sang. Cette tension augmente à chaque *systole* qui chasse une nouvelle ondée dans l'artère. Si donc une artère est ouverte, il s'en échappe un jet de sang *d'un mètre* de hauteur environ. Ce jet est saccadé et atteint une hauteur de 20 ou 25 centimètres de plus à chaque systole du cœur.

La pression reste à peu près la même dans tout l'arbre artériel. Mais en arrivant aux capillaires la pression diminue rapidement. Si on examine au microscope la circulation du sang se faire dans la mince membrane interdigitale de la grenouille, on voit le sang passer difficilement, les globules frotter contre les plus fins capillaires.

Dans les veines la pression est très faible. Aussi une plaie de la veine ne donne pas un jet de sang ; le sang, dit-on, sort en bavant (à moins que comme dans la saignée, on ait fait une forte ligature au-dessus de la veine incisée).

A certains moments même la pression veineuse peut devenir nulle ou inférieure à zéro et le sang veineux aurait une tendance à revenir en arrière sans le secours des valvules, qui le laissent bien circuler vers le cœur, mais lui barrent le passage en sens inverse.

Du reste, les mouvements, la marche, en pressant sur les veines facilitent la circulation veineuse. Il en est de même de la respiration qui attire le sang comme l'air dans la poitrine. Toutefois n'oublions pas que le cœur est le *seul moteur* du sang.

Les petits vaisseaux cependant, les petites artérioles surtout, contiennent des *fibres musculaires lisses* et des nerfs appelés vasomoteurs. Elles sont donc susceptibles de se contracter et de se relâcher. Mais ces mouvements des vaisseaux n'impriment pas de propulsion au sang. Elles font seulement que certains organes, sous l'influence du système nerveux, rougissent ou palissent, suivant que les vaisseaux sanguins se dilatent ou se contractent. C'est ainsi qu'une émotion fait tantôt relâcher les artérioles de la face et monter le rouge au visage, d'autres fois amènent une contraction des vaisseaux et la pâleur.

Le sang noir retourne ainsi, par les *deux veines caves* dans le cœur ; il arrive à l'oreillette droite.

Le sang sorti de l'aorte met environ 20 secondes à exécuter le tour du corps. C'est la grande circulation. De retour au cœur, les oreillettes se contractent. Systole.

Parlons maintenant de l'oreillette droite ; en se contractant elle presse le sang contenu et abaisse la valvule tricuspide (auriculo-ventriculaire droite). Le sang passe donc dans le ventricule.

Le ventricule droit se contracte à son tour. La poussée du sang relève la valvule tricuspide (comme précédemment la valvule mitrale) et retenu par cette soupape le sang ne peut refluer dans l'oreillette.

Il passe dans l'artère pulmonaire, dont il relève et ouvre les valvules sigmoïdes. Puis le cœur se repose. Diastole.

L'artère pulmonaire, par son élasticité, revient sur elle-même, le flot de sang abaisse les valvules sigmoïdes qui bouchent le retour du sang dans le ventricule et le sang voyage vers les poumons.

Arrivé aux capillaires, le sang noir redevient rouge, et par les quatre veines pulmonaires, revient à l'oreillette gauche.

C'est la petite circulation ou circulation pulmonaire.

Le Sang

Nous en avons fini du contenant. Deux mots du contenu : le sang.

Vous savez que le sang est un liquide rouge, destiné
à nourrir tout l'organisme ; que, sorti du corps il se
coagule et se divise ainsi en deux parties : le *sérum*,
liquide jaunâtre, et le *caillot*.

A l'état vivant et avant toute coagulation, le sang est
formé de deux parties : le *plasma* liquide et les *globules*.

Le plasma est lui-même formé de deux parties : 1º de
la *fibrine*, qui se sépare du reste du plasma et s'unit aux globules pour former le caillot ; 2º du sérum.

Le sérum est un mélange de liquide albumineux, comme le blanc d'œuf, et d'eau contenant divers sels, dont le plus important est le sel marin.

Les globules sont de petites plaquettes rondes, visibles seulement au microscope. — *(Figure 16)*.

Ils forment à peu près la moitié du sang en poids. Un millimètre cube de sang contient environ 5.000.000 de globules.

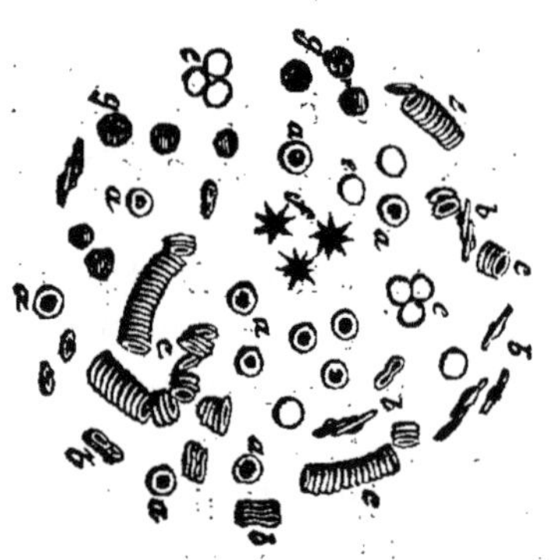

Figure 16.

A. — Globules rouges vus de face.
B. —   id.   profile
C. —   id.   empilés en
        colonnes.
G. — Globules blancs.
F. — Globules déformés.

On en distingue de deux espèces : les *rouges* et les
blancs.

Les globules rouges sont environ 300 fois plus nombreux que les blancs. Ils ont la forme de petites lentilles biconcaves, ayant sept millièmes de millimètres de diamètre.

Ils constituent l'élément essentiel du sang, auquel ils donnent sa couleur ; très roses dans le sang artériel, ils deviennent bruns dans le sang veineux, et recouvrent leur couleur rose dans le poumon au contact de l'air.

Ils sont un peu chargés de fer, aussi dans l'anémie (maladie essentiellement constituée par la perte de globules rouges) l'organisme a-t-il besoin de ferrugineux pour refaire ses globules.

Les globules blancs sont des lentilles biconvexes, un peu plus grosses, 300 fois moins nombreuses en général, mais pouvant se multiplier à certains moments.

Ce sont ces mêmes globules qu'on retrouve en dehors du sang dans la lymphe et dans *les suppurations*.

Leur rôle dans l'organisme est trop compliqué pour être exposé ici. Sachez seulement que d'après les théories actuelles, ils semblent jouer *surtout* un rôle de défense *contre les microbes* qu'ils détruisent.

Lymphatiques et Chylifères

Nous en aurions fini pour aujourd'hui, si outre le sang l'organisme ne contenait deux autres liquides en circulation : le chyle et la lymphe.

La lymphe est un liquide à peu près incolore, contenant quelques globules blancs, analogue à la sérosité des œdèmes, des vesicatoires, etc., et imbibant tous les tissus ; elle semble un résidu du sang qui a servi à la nutrition.

Elle est reprise, absorbée par tout un réseau de petits vaisseaux blanchâtres, transparents, presque incolores,

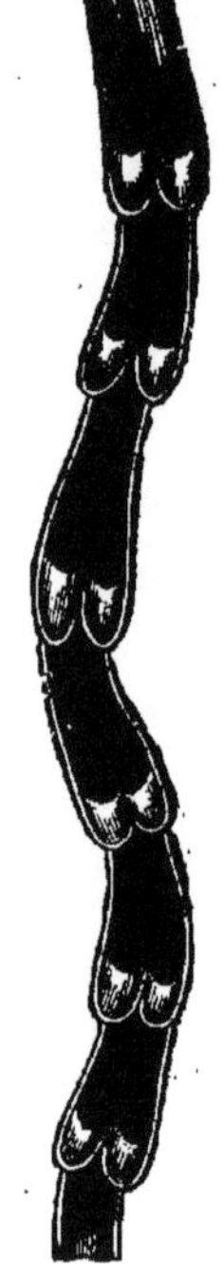

dont l'origine a donné lieu à plus de discussions que de certitudes. Quoi qu'il en soit, ces petits vaisseaux se réunissent à de plus gros, forment un réseau, et enfin aboutissent à des vaisseaux de plus en plus volumineux qui charrient la lymphe.

Ces vaisseaux *(figure 17)*, ont une paroi mince, blanchâtre et intérieurement sont comme les veines, et beaucoup plus abondamment que les veines, munis de valvules. De temps en temps ils sont interrompus par des ganglions lymphatiques, placés sur leur passage. Ils semblent dans l'intérieur de ces glanglions se rediviser en fins capillaires et en ressortir sous la forme d'un nouveau vaisseau lymphatique.

A travers ces vaisseaux, dont les principaux suivent approximativement le trajet des veines, et à travers ces ganglions, la lymphe chemine jusqu'à un gros vaisseau lympha-

Figure 17

tique appelé canal thoracique, longeant la colonne vertébrale et s'abouchant finalement dans la veine sousclavière gauche.

Désormais, la lymphe est mêlée au sang veineux et revient avec lui au cœur droit.

Comment circule la lymphe ? Aucun organe propulseur, semblable au cœur, ne la pousse dans la veine à laquelle elle aboutit. Elle chemine donc lentement, poussée, d'une part, par le liquide absorbé dans les capillaires lymphatiques, qui repoussent le liquide qui

est au-dessus, poussée d'autre part par tous les mouvements, toutes les contractions musculaires.

Alors en effet les vaisseaux lym-phatiques se trou-vent comprimés et leur contenu est chassé.

La lymphe ne peut, à cause des valvules, voyager vers la periphé-rie ; elle remonte donc par la seule voie libre, c'est-à-dire vers la veine souscla-vière et le cœur.

Le chyle est *une partie* du produit de la digestion ; ce liquide blanc, laiteux, est ab-sorbé par de pe-

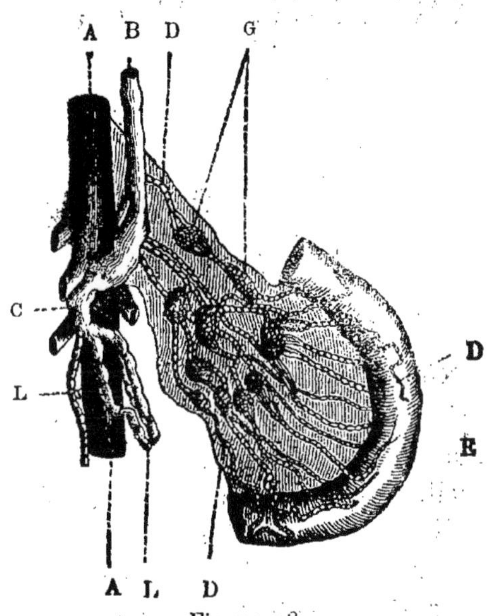

Figure 18.

A. — Tronc veineux.
B. — Tronc chylifère ou lymphatique.
L. — Chylifère ou lymphatique.
D. — Capillaire chylifère ou lymphatique.
G. — Ganglions chylifères ou lymphatiques.
D, E. — Aorte intestinale.

tits vaisseaux formant un fin réseau tout le long de
l'intestin. Ces vaisseaux, *les chylifères*, sont de véri-
tables lymphatiques ; ils s'abouchent dans le canal thoracique qui charrie ainsi le chyle et la lymphe jusqu'à
la veine sousclavière. — *(Figure 18)*.

QUATRIÈME CONFÉRENCE

Respiration

Nous avons dit dans la dernière leçon, que le sang *veineux*, le sang noir, en traversant les capillaires du poumon, se transformait en sang artériel, rouge vermeil, et revenait ainsi au cœur. Telle est la partie essentielle de la respiration.

Les organes de la respiration sont les poumons et tout un système de tuyaux qui amènent l'air extérieur aux poumons, et ramènent, des poumons à l'extérieur, l'air vicié par la respiration.

Cet ensemble de tuyaux est constitué par le nez et les fosses nasales, le pharynx, le larynx, la trachée, les bronches. — *(Figure 19)*.

Les fosses nasales, vous les voyez sur le squelette, séparées en deux par une cloison osseuse, irrégulièrement déchiquetées sur leur paroi externe *(Figure 19)* se prolongeant même par cette paroi avec les cavités des os de la face. Les os du nez sont prolongés en avant par des cartilages ; les fosses nasales sont tapissées intérieurement par une muqueuse, c'est-à-dire *une peau intérieure* qui au lieu d'être sèche comme la peau extérieure est humide, et secrète un liquide visqueux et muqueux. Ce liquide muqueux, ainsi que quelques poils qui se trouvent aux orifices des narines, ainsi également que les moustaches, filtrent l'air et retiennent les poussières et même en partie les microbes.

L'air entre aussi par la bouche, lorsqu'on respire la bouche ouverte; la bouche est donc un passage commun à l'air et aux aliments.

Il en est de même du pharynx, qui succède à la bouche et aux fosses nasales et précède le larynx. Toutefois le pharynx ne laisse point passer à la fois, l'air et les aliments.

Lorsque les aliments traversent le pharynx pour passer dans l'œsophage, une membrane qui prolonge en arrière le palais (voile du palais) *(Figure 19)* est relevée par de petits muscles, et obstrue en arrière les fosses nasales; tandis que le passage se trouve d'ailleurs

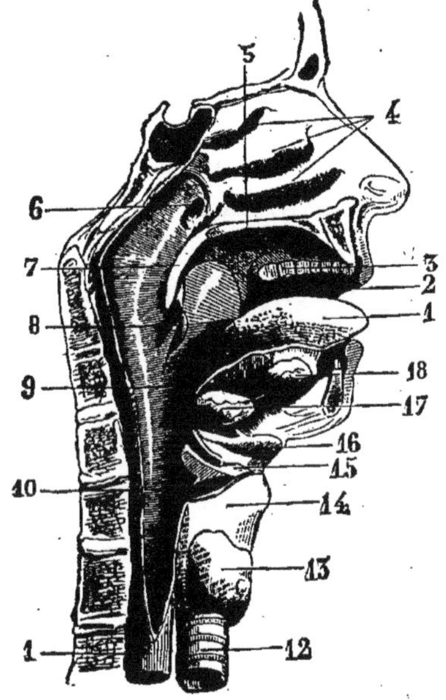

Figure 19.

Coupe des fosses nasales, de la bouche et du pharynx

1. Langue. — 2 Intérieur de la bouche. — 3. Dents. — 4. Cornet des fosses nasales. — 5. Voûte du palais. — 6. Orifice de la trompe d'Eustache. — 7. Voile du palais. — 8. L'une des deux amygdales. — 9. Pharynx. — 10. Entrée du larynx. — 11. Œsophage. 12. Trachée. — 13. Larynx recouvert du corps tyroïde. — 14. Larynx. — 15. Epiglotte. — 16. Os hyoïde. — 17. Glande salivaire sous-maxillaire. — 18. Glande sublinguale.

leurs rétréci, par le rapprochement des *piliers du voile du palais*; à ce moment donc, l'air ne peut plus passer des narines dans le pharynx; et les aliments ne passent point du pharynx dans le nez; à moins que le voile du palais n'ait pas manœuvré à temps, par trop de précipitation ou parcequ'il est paralysé ; les aliments alors reviennent par le nez ; il en est quelquefois de même dans le vomissement.

Au pharynx, fait suite le larynx. *(Figure 19)*. Le larynx, comme le reste de l'arbre respiratoire, n'est traversé que par l'air. Il est situé dans le cou, en avant de l'œsophage (conduit des aliments) l'un et l'autre s'ouvrent largement dans le pharynx.

Qui donc empêche les aliments de se porter indifféremment dans l'œsophage ou dans le larynx ? C'est que, comme les fosses nasales, et bien mieux qu'elles, le larynx possède un appareil obturateur qui le ferme au moment du passage des aliments.

Cet appareil obturateur est constitué 1° par un couvercle fibrocartilagineux, qui se referme sur le larynx au moment du passage des aliments. (C'est l'épiglotte) ; *(Figure 19)*. 2° L'orifice du larynx représente *une fente* musculaire, recouverte d'une muqueuse. (C'est la glotte.) Cette fente se rétrécit en boutonnière au point de fermer entièrement le passage, au moment où l'on avale les aliments. (Disons, par anticipation, que la glotte, organe de la voix, se rétrécit et s'élargit alternativement dans l'articulation des sons).

Ajoutons que lorsque l'on *avale de travers*, on peut accuser le mauvais fonctionnement de l'épiglotte et de la glotte.

Le larynx est un organe rigide, formé de cinq cartilages (y compris l'épiglotte) dout le plus volumineux se sent sous le doigt et constitue la saillie appelée *pomme d'Adam*.

Au larynx fait suite la trachée *(Figure 20)*, long tube cartilagineux, en avant, dans ses deux tiers ou trois quarts antérieurs ; fibreux en arrière où il est en contact avec l'œsophage. Cette partie antérieure, cartilagineuse, est faite d'une série d'anneaux incomplets, reliés entre eux par une membrane fibreuse, molle ; c'est le dernier anneau du larynx, les premiers anneaux de la trachée que l'on trouve sous la peau et que l'on incise dans la *trachéotomie*.

Lorsque les bords de la glotte sont épaissis par une inflammation, de l'œdème ou un dépôt de fausses membranes qui obstruent la fente glottique, il n'y a plus de passage pour l'air. Il faut alors lui ouvrir un passage au-dessous du larynx : C'est la trachéotomie.

Si cette opération est beaucoup plus fré-quente dans l'enfance qu'à tout autre âge, c'est que la glotte est infiniment plus étroite chez l'enfant que chez l'adulte.

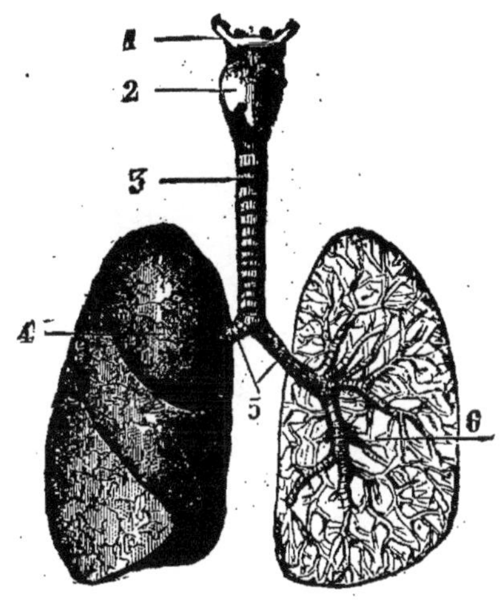

Figure 20.

1. — Os hyoïde.
2. — Larynx.
3. — Trachée.
4. — Poumon droit.
5. — Bifurcation des bronches.
6. — Bronches se subdivisant dans le poumon gauche.

Arrivée dans le thorax, la trachée se divise en deux grosses bronches dont la disposition rappelle exacte-ment celle de la trachée.

Ces deux bronches pénètrent chacune dans un poumon, où elles ne tardent pas à se subdiviser, celle de droite en trois branches, celle de gauche en deux branches, et ensuite en branches de plus en plus petites, jusqu'aux bronches capillaires (qui ont presque un millimètre de diamètre) et se rendent aux vésicules du poumon.

Les poumons. *(Figures 20 et 21)* que vous voyez ici, au nombre de deux, complètement isolés l'un de l'autre et réunis l'un à l'autre par les bronches, les artères et les veines, forment ce tissu mou, spongieux, rose, qu'on appelle chez les animaux le mou.

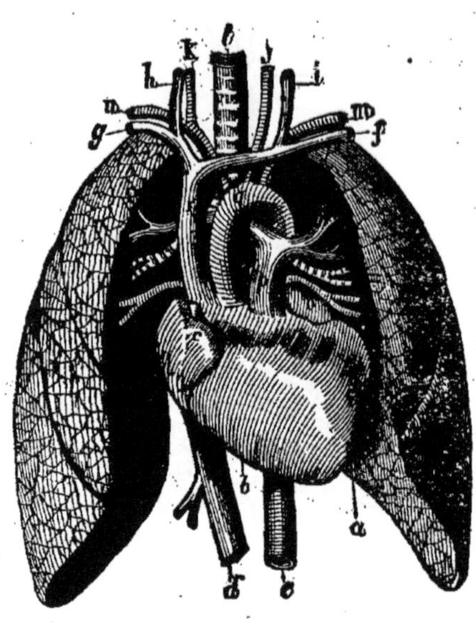

Figure 21.

A. — Pointe du ventricule gauche.
B. — Ventricule droit.
C. — Oreillette droite.
D. — Veine cave inférieure.
R. — Veine cave sup. et ses branches (F, G).
E, E. Artère aorte et ses branches (M, N, K, S).
P. — Artère pulmonaire.
L. — Trachée artère.
O. — Oreillette gauche.

Contenu dans le thorax, entouré par les côtes, reposant en bas sur *le dôme* du diaphragme, le poumon est entouré de tous côtés par une mince membrane séreuse qui tapisse également la paroi thoracique interne. C'est la plèvre, plèvre droite et plèvre gauche, ne communiquant pas ensemble. C'est dans la plèvre enflammée que s'amasse le liquide de la pleurésie : Ce liquide refoule le poumon, qui, finalement affaissé, ne contient plus d'air, ne respire plus.

Le poumon n'est attaché d'aucun côté au thorax (à moins de pleurésies anciennes qui ont laissé des adhérences). Il est libre de tous côtés, retenu seulement à sa partie centrale où il est en contact avec le cœur, par les bronches et les gros vaisseaux.

Le poumon semble constitué comme une éponge, ou plutôt comme une *grappe de raisin*, d'une série d'alvéoles, de *vésicules* pulmonaires remplies d'air et en communication avec les bronches, comme les grains de raisin avec leur pédicule ; supposez seulement les pédicules creux et insuflés d'air ainsi que les grains.

Aussi, *sauf les détails de structure*, on pourrait presque se figurer les vésicules pulmonaires comme une terminaison en *ampoules* des dernières petites bronches.

La pneumonie ou fluxion de poitrine est l'inflammation des vésicules des poumons,

La bronchite est l'inflammation des bronches avec formation de liquide, de crachats qui les encombrent.

Vous comprenez que plus les bronches malades sont petites, plus elles s'encombrent facilement par les crachats, d'où le danger des bronchites *capillaires* et la bénignité relative des bronchites qui se limitent aux grosses bronches.

Physiologie

Nous en avons fini de l'anatomie des organes respiratoires. Voyons leur fonctionnement, leur physiologie.

Les phénomènes de la respiration sont de deux espèces : phénomènes mécaniques et phénomènes physicochimiques.

1o Phénomènes mécaniques

Les phénomènes mécaniques sont ceux qui constituent l'appel d'air dans les poumons, le jeu de soufflet du thorax.

Nous en avons dit un mot à propos des côtes et du diaphragme. A chaque respiration, le thorax, avons nous dit, est le siège d'un mouvement des côtes et du diaphragme.

A chaque inspiration, les côtes *(Figure 22)* se relèvent et portent leur extrémité antérieure en avant et le sternum auquel elles s'insèrent est aussi porté en avant. Le thorax est donc agrandi d'arrière en avant.

Les côtes en même temps s'écartent de la partie médiane du corps.

Elles agrandissent ainsi le thorax de droite à gauche.

Le diaphragme se contracte, se raccourcit, et faisant abaisser sa voûte, comprime les organes contenus dans l'abdomen ; il agrandit donc le thorax de haut en bas.

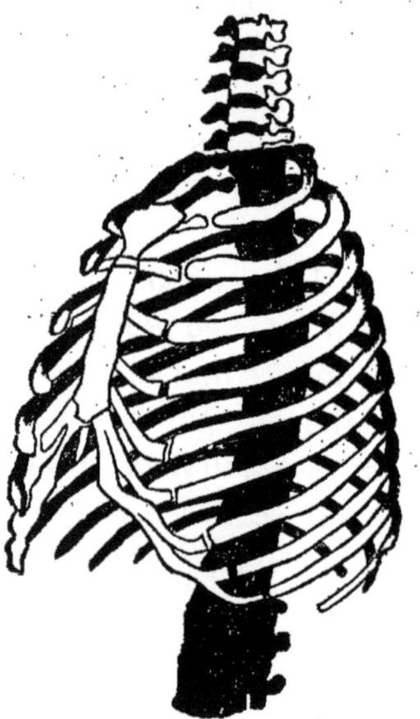

Figure 22.

Ainsi à chaque inspiration le thorax est agrandi dans ses trois dimentions.

Il y a donc un mouvement de soufflet, un appel d'air dans le thorax et le poumon.

Dans l'expiration, il reprend sa position et ses dimensions primitives.

L'inspiration est produite par des muscles puissants qui entourent le thorax et relèvent les côtes ; l'expiration au contraire se fait toute seule, par la seule élasticité des organes thoraciques, et notamment du poumon, qui reprennent leur position première. Ce n'est pas qu'il n'existe aussi des muscles *expirateurs*, mais ils n'agissent guère que dans les fortes expirations, la toux, les cris, l'éternuement, etc...

Le poumon *sain*, nous l'avons dit, est libre dans le thorax; il n'est attaché nulle part. Il suit donc le mouvement d'inspiration d'une façon passive.

Vous comprenez que s'il ne le suivait pas il se ferait (chose impossible), un vide entre la paroi thoracique et le poumon. (C'est la pression atmosphérique qui retient le poumon au contact des côtes). Mais si on perce la paroi thoracique sans blesser le poumon, alors le poumon ne suit plus le mouvement : au contraire, il s'affaisse sur lui-même et l'air entre dans la poitrine.

C'est donc que le poumon est élastique et éternellement distendu. Aussi, aussitôt que l'effort des muscles inspirateurs est fini, le poumon revient sur lui-même, attirant les côtes : c'est l'expiration.

L'inspiration est un effort musculaire; l'expiration normale est le fait de l'élasticité du poumon.

Nous respirons 15 à 18 fois par minute, et faisons entrer à chaque inspiration environ un demi-litre d'air dans la poitrine. Cet air se mélange à celui qui est déjà dans le poumon, et c'est un demi-litre de ce mélange qui ressort dans l'expiration. Cela fait environ 12 mètres cubes d'air qui traversent nos poumons en une journée.

2° Phénomènes chimiques

De même que le sang entre noir dans le poumon et en ressort rouge, de même l'air ne ressort point du poumon tel qu'il y est entré. Mais pour vous faire comprendre les phénomènes chimiques de la respiration, il est absolument nécessaire de vous donner auparavant quelques notions de physique et de chimie.

Chimie — Air

L'air que nous respirons est un mélange de deux gaz.

L'azote qui en constitue 79 pour cent. L'oxygène qui en constitue 21 pour cent. Il faut y ajouter quelques parcelles de gaz nouvellement découverts, et d'acide carbonique.

L'azote est inerte dans la respiration où il ne fait *qu'atténuer* l'action de l'oxygène. L'oxygène est un gaz incolore et inodore, il ne brûle pas (comme l'hydrogène, comme le gaz d'éclairage), mais *il fait brûler*, il active la combustion, comme le soufflet ; sans lui *rien ne peut brûler*.

Vous le voyez rallumer cette chandelle ou cette allumette. C'est lui qui, dans le foyer, active la flamme. C'est par l'absence d'oxygène que le feu s'éteint lorsqu'on ne laisse plus arriver l'air au foyer.

Comment se fait donc la combustion ?

Pour brûler du charbon il faut de l'air, il faut de l'oxygène.

Dans cette combustion ne croyez pas que le charbon est détruit ou qu'il ne reste qu'une pincée de cendres. Dans la nature rien ne se détruit, ni matière ni force. En effet, vous savez bien que le charbon en brûlant a engendré quelque chose, quelque chose qui souvent vous fait mal à la tête. C'est encore un gaz. Si vous aviez eu la précaution de recueillir tout le gaz produit, de mesurer tout l'oxygène fourni à la flamme, vous verriez : 1° Qu'une partie de l'oxygène a disparu comme le charbon ; 2° Que le poids du gaz produit est égal aux poids réunis du charbon et de l'oxygène disparus.

L'oxygène et le charbon ne sont donc pas perdus sans laisser des traces. Ils se sont *combinés* ensemble pour former de nombreux gaz.

Le plus important, le seul dont nous nous occupions aujourd'hui, s'appelle acide carbonique (ce n'est pas celui qui vous fait mal à la tête).

L'acide carbonique, que nous avons dit exister dans l'air en partie infiniment petite (quelques dix millièmes) est donc le produit des combustions.

Tous ces gaz, l'air, l'oxygène, l'azote, l'acide carbonique, peuvent être dissous dans l'eau, dans les liquides, dans le sang : ils augmentent ainsi le poids du liquide de tout le poids des gaz dissous, sans en augmenter le volume.

L'eau de la mer et des rivières contient de l'air en dissolution (cet air est même plus riche en oxygène que l'air atmosphérique), et c'est grâce à l'air dissous que les poissons respirent ; car tous les animaux respirent de l'air.

L'eau de seltz est une solution d'acide carbonique dans de l'eau.

Enfin, les gaz comme les liquides se mélangent lorsqu'on les rapproche les uns des autres, fussent-ils même séparés par une mince membrane. Si elle n'est pas imperméable, les liquides, les gaz traversent la membrane et ne tardent pas à se mélanger ensemble. C'est ce qu'on appelle l'osmose.

Revenons maintenant à la respiration.

L'air que nous introduisons dans nos poumons contient donc 79 pour cent d'azote et 21 pour cent d'oxygène.

L'air qui en ressort dans l'expiration contient bien encore environ 79 d'azote, mais ne contient plus que 16 pour cent d'oxygène. Il a donc perdu 5 pour cent de ce gaz.

Mais il contient en outre 1 pour cent de vapeur d'eau et 4 pour cent environ d'acide carbonique, de ce gaz qui est le résultat de la combinaison de l'oxygène et du charbon dans les combustions.

L'air, en traversant le poumon, a donc perdu 5 pour cent d'oxygène, remplacé par un volume presque égal d'acide carbonique.

D'où provient l'acide carbonique ?

Le sang noir, veineux, qui arrive au poumon, contient environ 135 centimètres cubes d'oxygène dissous dans un litre de sang et 450 centimètres cubes d'acide carbonique.

Le sang rouge qui en ressort, contient en dissolution, par litre, 203 centimètres cubes d'oxygène et 388 centimètres cubes d'acide carbonique.

Un litre de sang, en traversant le poumon, où il se met en contact avec l'air, a donc gagné 68 centimètres cubes d'oxygène et perdu 62 centimètres cubes d'acide carbonique environ.

Le sang subit donc à travers le poumon une perte et un gain inverses du gain et de la perte que subit l'air.

L'air perd de l'oxygène, le sang en gagne ; le sang perd de l'acide carbonique, l'air en gagne.

Il y a eu échange des deux gaz dans le poumon.

Au contact de l'air le sang noir se dépouille de l'acide carbonique, le remplace par une quantité un |peu supérieure d'oxygène et redevient rouge vermeil.

Ce phénomène s'appelle l'*hématose*.

Ce sont les globules rouges du sang qui se chargent ainsi d'oxygène, apportant à l'organisme l'oxygène, la chaleur et la force, ainsi que nous le verrons ; tandis que c'est la partie liquide du sang qui perd son acide carbonique.

Le sang rouge revient ainsi au cœur gauche, riche en oxygène. Cet oxygène est transporté par les artères avec le sang dans tout l'organisme ; nous savons qu'il ressortira noirâtre des capillaires. C'est que là, se fait un phénomène inverse de celui qui se passe dans les poumons. Les tissus vivants reprennent au sang son oxygène, s'en emparent et l'utilisent pour des phénomènes chimiques ou vitaux, analogues ou identiques à la combustion, et dont le résultat principal est, au point de vue chimique, la formation d'acide carbonique, comme dans un foyer. Cet acide carbonique revient avec le sang à travers les capillaires, et rentre au cœur droit avec le sang veineux, jusqu'à ce qu'il retourne s'artérialiser de nouveau dans les poumons.

La respiration totale se compose donc d'un double phénomène inverse :

Phénomène d'hématose dans le poumon où le sang noir déverse son acide carbonique dans l'air extérieur, et reprend, en échange, de l'oxygène et sa couleur vermeille.

Phénomène de combustion dans les tissus, d'où production d'acide carbonique noircissant le sang.

D'où aussi, et toujours comme dans un foyer, production de chaleur.

Chaleur animale

L'homme, en effet, exhale en une heure environ, 18 litres et demi d'acide carbonique, ce qui représente environ un poids de 10 grammes de charbon, soit 240 grammes en 24 heures.

Le poumon n'étant pas la seule issue de l'acide carbonique (il en sort aussi de dissous dans les urines, il en sort par la peau, etc), l'homme en réalité brûle environ 300 grammes de carbone par jour.

C'est là la plus importante *combustion*; ce n'est pas la seule qui se fasse dans l'organisme. En somme, un adulte au repos brûle assez de combustible en un jour pour émettre 2.600 calories (une calorie étant la quantité de chaleur nécessaire pour élever de un degré un litre d'eau) c'est-à-dire pour faire bouillir 26 litres d'eau ; s'il travaille, il aura de quoi en faire bouillir 9 ou 10 litres de plus !

Il n'est donc pas surprenant que notre corps et celui de tous les animaux à sang chaud, se maintienne à une température généralement très supérieure à la chaleur ambiante.

Vous savez que chez l'homme, cette température prise sous l'aisselle est de 37 degrés environ ; quelques dixièmes de plus dans le rectum ; 39 degrés dans le sang là où il est le plus chaud, dans les veines au sortir du foie.

Cette température varie à peine dans l'état de santé. Une élévation de deux degrés indique déjà une fièvre sérieuse.

La température persistante de 42 degrés est mortelle par elle-même ; elle amène une paralysie du tissu musculaire.

L'organisme est donc doué de la propriété de maintenir sa température fixe, malgré les causes de refroidissement ou d'échauffement.

Il lutte contre les causes de refroidissement par des moyens assez simples ; signalons seulement les vêtements chauds et le coin du feu, ce mode de précaution contre le froid étant dû à la civilisation, non à la physiologie.

Il est toutefois très important à la garde malade de savoir que les organismes affaiblis n'en ont pas d'autres.

Tels les convalescents, les vieillards, les *nouveaux nés*, les **enfants nés avant terme** que l'on est obligé d'envelopper de ouate et de maintenir dans des couveuses pour les faire vivre.

Nos moyens physiologiques de lutter contre le froid sont : 1° de faire des mouvements puisque le mouvement active les combustions. Il y a un mouvement que nous faisons involontairement lorsque nous sommes saisis par le froid, c'est de frissonner. Le frisson met tout le corps en mouvements saccadés.

Un deuxième moyen de lutter contre le froid c'est de manger, c'est-à-dire de fournir du combustible à la machine. Aussi les peuples du Nord, les Anglais par exemple, sont-ils renommés pour leur appétit et aussi leur activité ; les Méridionaux, les Espagnols, les Napolitains, à la fois pour leur sobriété et leur paresse.

Aussi les Européens qui transportent leurs habitudes culinaires sous les tropiques, sont-ils voués à une mort rapide.

Enfin la température *centrale* du corps est seule constante. Celle de la peau varie. Dans le froid, la peau pâlit, les petits vaisseaux externes se resserrent, les extrémités se refroidissent et le sang se porte dans les profondeurs où il est à l'abri du froid.

L'organisme lutte contre la chaleur par un moyen inverse. Le sang se porte à la peau où il se refroidit au contact de l'air qui est très rarement à 37 degrés.

Mais le moyen le plus efficace pour lutter contre la chaleur, c'est la transpiration.

Les physiciens nous disent que l'évaporation de l'eau, l'eau qui sèche, est une source de froid, et vous savez toutes que l'humidité refroidit.

En prenant un bain de sueurs nous nous rafraîchissons.

A quoi sert cette grande chaleur que nous produisons ? Savez-vous ce que c'est qu'une machine à vapeur ? C'est une machine qui transforme de la chaleur en force et en travail. Eh bien, notre chaleur ou plutôt notre combustible est utilisé de même. En brûlant nos aliments dans l'organisme, nous en faisons deux parts : l'une, la plus importante, est la force musculaire, le travail que nous produisons ; le reste, seulement, se manifeste sous forme de chaleur. Notre chaleur animale ne semble qu'un résidu des combustions non utilisées en force, et une réserve de force et de travail pour l'avenir.

Mais ces considérations très élevées ne peuvent que vous être exposées et exigeraient pour être bien comprises des explications trop savantes pour vous et peut-être pour moi !

J'ai fini, mais vous vous demandez peut-être : que devient cet acide carbonique produit incessamment par tous les foyers en combustion, cheminées, locomotives, et par la respiration de tous les animaux ? Que devient-il puisque l'air n'en contient que des traces imperceptibles ? Il est repris par les végétaux. Les feuilles vertes, sous l'influence de la lumière du soleil, et par conséquent seulement en jour, décomposent l'acide carbonique, restituent à l'atmosphère l'oxygène et gardent le carbone dont elles font la partie la plus essentielle du bois, du sucre, de la fécule et de tous nos aliments végétaux. Il y a donc entre le règne animal et le règne végétal un échange perpétuel qui maintient l'équilibre.

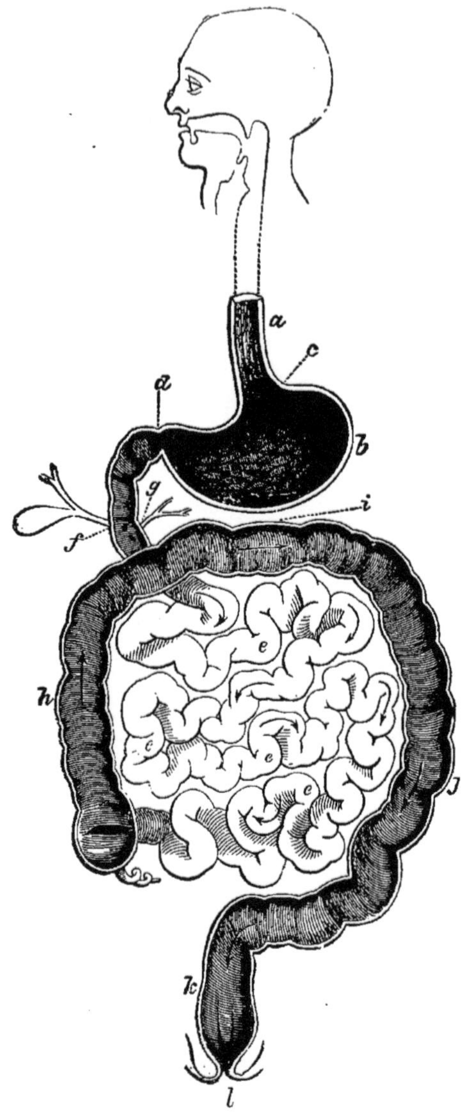

Organes de la digestion

(Figure demi-schématique)

A. Œsophage. — B. Estomac. — C. Cardia. — D. Pylore. — E. Intestin grêle. — F. Canal hépatique et son orifice dans le duodénum. — G. Canal pancréatique et son orifice. — H. Gros intestin. — I. Colon transverse. — J. Colon descendant. — K. Rectum. — L. Anus.

CINQUIÈME CONFÉRENCE

Alimentation et Digestion

Comme tous les animaux, l'homme doit se nourrir, c'est-à-dire emprunter au monde extérieur, et surtout aux animaux et aux végétaux les substances dites aliments, nécessaires : 1° Pour grandir dans son enfance; et à tout âge pour réparer ses pertes et entretenir ses organes ; ce sont les aliments réparateurs; 2° Pour fournir aux combustions ce qu'il faut pour entretenir sa chaleur, sa force, ses mouvements, ce sont les aliments thermogènes.

Les aliments dits *réparateurs* présentent une composition chimique plus ou moins analogue à celle de nos tissus. On les appelle *albuminoïdes* parce que leur type chimique le plus pur est l'albumine ou blanc d'œuf.

Les albuminoïdes peuvent aussi, en cas de besoin, fournir beaucoup de chaleur.

Les aliments thermogènes : *les graisses ;* les sucres et les féculents ou *amylacés* (comme l'amidon) ne peuvent fournir que de la chaleur.

En fait, il est *nécessaire* d'introduire une certaine quantité, que l'on peut faire d'ailleurs varier à volonté, de ces trois types d'aliments : *Albuminoïdes, graisses, amylacés.*

Du reste, dans les aliments naturels, ils se trouvent presque toujours tous trois un peu représentés.

Les viandes, les œufs, les fromages sont des albuminoïdes, mais contiennent toujours un peu de graisses.

Le pain est un aliment amylacé, mais il contient du gluten qui est de l'albumine végétale.

Les pommes de terre, le riz sont moins riches en albumine. Les haricots. les pois en contiennent beaucoup plus que le pain, et, n'était leur difficile digestion, seraient un aliment presque parfait.

En bonne hygiène, on doit mêler ces aliments. La viande seule nourrirait fort mal et donnerait la goutte, la gravelle.

Le pain, et, à plus forte raison, le riz, les pommes de terre, devraient, pour fournir une nourriture suffisante, être ingurgités à des doses énormes qui amèneraient la dilatation de l'estomac.

Aussi les régimes monastiques les plus durs, ont-ils toujours permis de joindre au pain, des poissons (qui sont de la viande), des œufs, des fromages.

Pour que ces divers aliments puissent passer dans le sang, être utilisés et être transformés en nos propres organes, il faut qu'ils soient d'abord liquéfiés. Transformer nos aliments solides en substances solubles, puis en liquides ; tel est le but principal et le plus visible de la digestion.

Les aliments traversent donc un grand tube contourné, diversement renflé et resserré, commençant à la bouche et finissant à l'anus. C'est le tube digestif.

Au tube digestif sont *annexés* des organes supplémentaires, et spécialement des *glandes* qui secrètent, c'est-à-dire versent goutte à goutte dans le tube digestif, des liquides dont le but est de ramollir et de dissoudre les aliments.

Le premier organe que traversent les aliments est la bouche, précédée des lèvres et à laquelle se trouvent annexées les dents, la langue, les glandes salivaires.

Les dents *(Figure 23)*, sont des organes durs, solide-ment implantés dans les deux mâchoires. Vous savez que l'adulte a 32 dents, 16 à chaque mâchoire, 8 de chaque côté.

Ces dents sont composées d'une partie extérieure, la couronne, formée d'ivoire et d'émail, et d'une racine à laquelle aboutit un nerf, une artère et une veine.

Les dents sont divisées en incisives, au nombre de 4 à chaque mâchoire, destinées à couper les aliments comme les branches d'une paire de ciseaux.

En canines (2 à chaque mâchoire), destinées à déchirer les aliments durs, les viandes, etc.

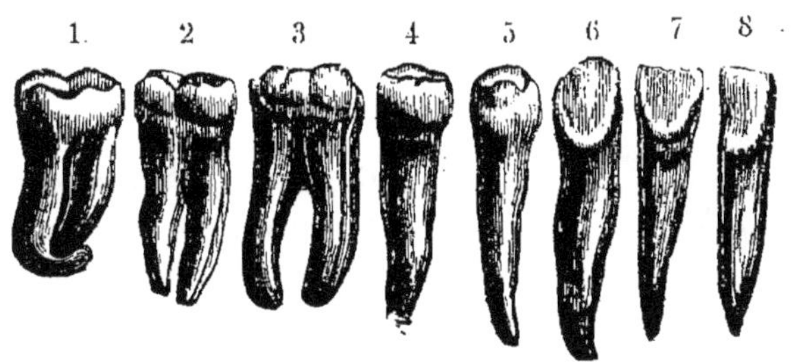

Figure 23.

1. — Dent de sagesse.
2, 3. — Grosses molaires.
4. 5. — Petites molaires.
6. — Canine.
7, 8. — Incisives.

Et en molaires (10 à chaque mâchoire, 5 de chaque côté), dont la couronne est aplatie pour broyer les ali-ments. Les molaires sont elles-mêmes divisées en petites molaires, 4 à chaque mâchoire, n'ayant qu'une racine, et grosses molaires ayant 2, 3 et 4 racines ; les dernières grosses molaires paraissent très tard, man-quent quelquefois : ce sont les dents de sagesse.

L'enfant n'a que 20 dents ; il n'a pas de grosses molaires ; les dents, dites dents de lait ou de première dentition, commencent à paraître vers 6 mois et tombent entre 7 et 12 ans, étant remplacées à mesure par les 32 dents de deuxième dentition.

La langue est un gros muscle recouvert d'une muqueuse à épiderme rude ; son rôle et de remuer les aliments, de les porter sous les dents, pour que les dents et les mâchoires les broient, de les rapporter dans la bouche pour les enrouler en *un bol alimentaire*, et enfin de les porter dans le fond de la bouche où le bol alimentaire est saisi par les muscles du pharynx.

Les glandes salivaires annexées à la bouche *(Figure 24)* sont : 1° Les deux parotides, placées derrière la branche montante du maxillaire inférieur. (Ce sont ces glandes qui sont malades et grossies dans les oreillons). Les parotides secrètent une salive visqueuse qui pénètre dans la bouche par le canal de Sténon.

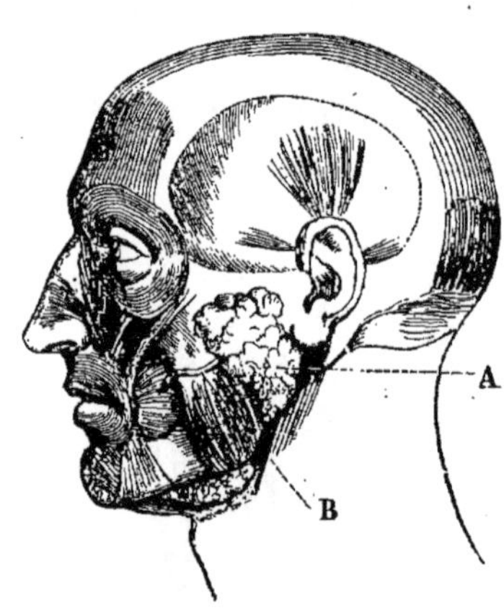

Figure 24.

A. — Glande parotide.
B. — Muscle masséter et glande sous-maxillaire en dessous.

2° Les deux glandes sous maxillaires.

3° Les deux glandes sublinguales, dont de petits canaux déversent aussi le contenu dans la bouche.

La salive qui coule assez peu au repos, coule très fort dès que les aliments sont dans la bouche, surtout les aliments de haut goût : poivre, vinaigre, etc... ; la pensée même de ces aliments suffit à activer la secrétion des glandes salivaires, et de tous les liquides digestifs, et à faire venir *l'eau à la bouche.*

La salive sert évidemment à humecter les aliments, à les transformer en bol alimentaire.

Elle a aussi une *légère* action chimique. Elle contribue, quoique assez faiblement, à transformer les aliments amylacés ou féculents en une espèce de sucre ou *glucose*.

Elle les rend ainsi *solubles*.

Le bol alimentaire humecté de salive, est porté par la langue dans le fond de la bouche.

A la bouche fait suite le Pharynx, dont nous avons déjà parlé à propos de la respiration. — *(Figure 25)*.

Le pharynx forme un grand entonnoir musculaire. Au moment de la déglutition il se relève, se porte au devant du bol alimentaire (pendant que

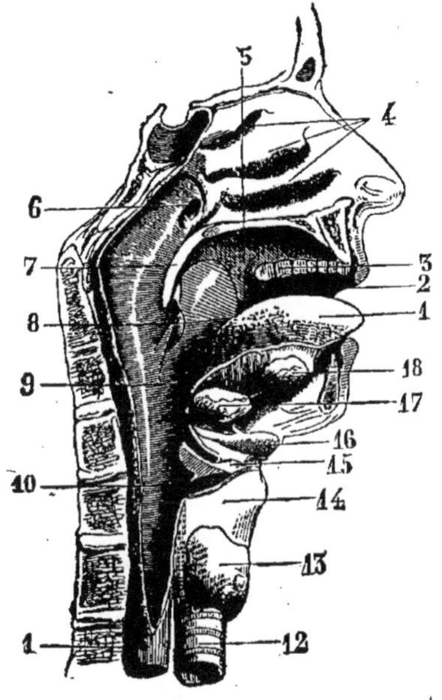

Figure 25.

Coupe des fosses nasales, de la bouche et du pharynx

1. Langue.—2. Intérieur de la bouche. — 3. Dents. — 4. Cornet des fosses nasales. — 5. Voûte du palais. — 6. Orifice de la trompe d'Eustache. — 7. Voile du palais. — 8. L'une des deux amygdales. — 9. Pharynx. — 10. Entrée du larynx. — 11. Œsophage. 12. Trachée. — 13. Larynx recouvert du corps tyroïde. — 14. Larnynx. — 15. Epiglotte. — 16. Os hyoïde. — 17. Glande salivaire sous-maxillaire. — 18. Glande sublinguale.

celui-ci est poussé vers lui par la langue) le saisit en se resserrant sur lui, puis redescend en emportant le bol alimentaire, que, par sa contraction, il fait encore cheminer par en bas.

Nous avons déjà dit qu'au moment de la déglutition,

le voile du palais se relève et empêche les aliments de passer dans les fosses nasales ; que la glotte se resserre, que l'épiglotte s'applique sur elle, empêchant les aliments de passer dans le larynx.

Du pharynx les aliments passent dans l'œsophage, tube musculo-membraneux placé en avant de la colonne vertébrale, derrière la trachée, puis derrière le cœur.

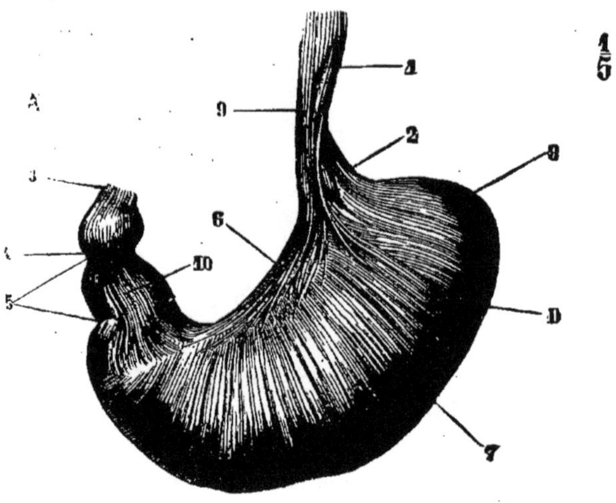

Figure 26.

1. — Œsophage.
2. — Cardia.
3, 4, 5. — Pylore aboutissant dans l'estomac et le déodénum.
6. — Petite courbure de l'estomac.
7. — Grande courbure.

L'œsophage traverse le diaphragme et aboutit à l'estomac, dans lequel passent les aliments. — *(Figure 26)*.

L'estomac, placé dans le ventre au-dessous du diaphragme, surtout du côté gauche, est un grand renflement, également musculo-membraneux, en forme de cornemuse.

Il présente en haut une petite courbure et en bas une grande courbure.

Il reçoit l'œsophage par un orifice rond appelé le cardia, parce qu'il est au-dessous du cœur. Il se continue avec l'intestin par un autre orifice appelé le pylore, ce qui veut dire *portier*.

Ces deux orifices sont munis d'anneaux musculaires (lisses) assez forts, qui se ferment et retiennent les aliments ; aussi tandis que les aliments ne font que traverser le pharynx et l'œsophage, séjournent-ils dans l'estomac un temps qui varie d'ailleurs de quelques minutes à deux heures et même plus.

Les parois de l'estomac sont formées de plusieurs couches de muscles lisses, qui impriment au contenu de l'estomac, aux aliments, une série de mouvements lents, de brassage continu dans les deux sens. Au-dessous de ces muscles est une *muqueuse*, épaisse, dans l'épaisseur de laquelle sont logées de petites glandes.

Ces glandes secrètent un liquide acide appelé le suc gastrique. Le suc gastrique doit ses propriétés à une sorte de ferment appelé tantôt pepsine, tantôt zimase (les deux choses ne sont pas tout à fait synonymes).

Le suc gastrique n'est guère secrété que pendant la digestion ; mais à ce moment il coule abondamment, et grâce à son acidité et à ses *zimases*, il dissout peu à peu les aliments albuminoïdes, le blanc d'œuf durci, le lait caillé, les viandes, et les transforme en un liquide que l'on appelle *peptone*.

Lorsque la peptonisation est assez avancée, le *pylore*, ou orifice intestinal de l'estomac se relâche, et les aliments passent de l'estomac dans le commencement de l'intestin.

L'intestin est un long tube bien des fois replié sur lui-même, ayant environ 8 mètres chez l'homme; plus long, relativement à la taille, chez les herbivores; plus court chez les carnassiers. Il est divisé en trois parties : le duodénum, l'intestin grêle et le gros intestin.

Le duodénum *(figure 27)*, qui doit son nom à sa longueur, douze doigts environ, est la première partie de l'intestin, la plus courte, mais non la moins importante au point de vue physiologique ; formé comme tout l'intestin d'une couche de muscles lisses et d'une muqueuse. Il loge dans l'épaisseur de sa muqueuse une série de

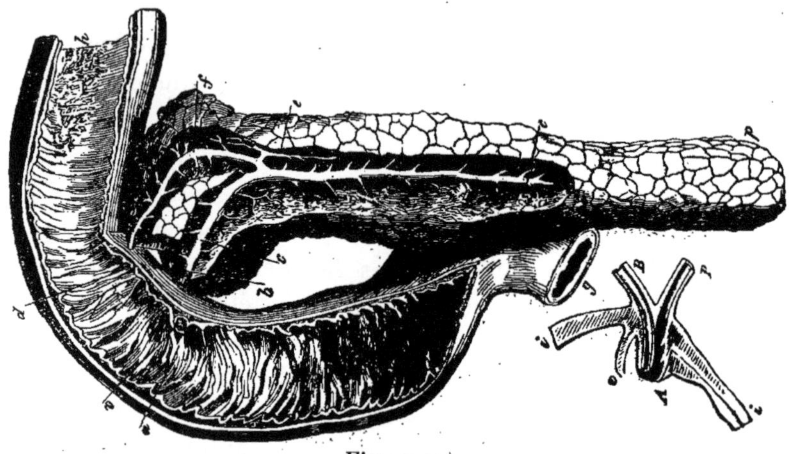

Figure 27.

Duodénum et Pancréas

A, A. — Ampoule de Vater (orifice du canal cholédoyre et du principal canal pancréatique dans le duodénum.
C, C. — Canal pancréatique.
D. — Orifice du odenal du canal pancréatique accessoire.
F. — Canal pancréatique accessoire.
P. — Pancréas.
K. — Duodénum.
Q. — Pylore.

petites glandes dont le produit semble, comme la salive, transformer les aliments amylacés en glucose.

De plus, il reçoit le contenu de deux glandes très importantes : le pancréas et le foie.

Le pancréas est une longue glande blanche, située transversalement, très profondément sous les intestins. Elle est traversée par un long canal et aboutit par deux orifices dans le duodénum. Le plus important de ces orifices lui est commun avec l'orifice des canaux biliaires.

Le pancréas secrète un liquide, le suc pancréatique, qui semble le plus important (plus important que le suc gastrique) dans la digestion, puisque, comme la salive et beaucoup plus activement qu'elle, il transforme les amylacées en glucose, que comme le suc gastrique il liquéfie les albuminoïdes, en fait des peptones, ou achève la peptonisation commencée dans l'estomac.

Enfin, ce même suc pancréatique contribue à la digestion des corps gras. Il ne les dissout pas, mais il émulsionne les huiles et les corps gras, c'est-à-dire les divise en parties infiniment petites, qui seront absorbées dans l'intestin grêle.

Il joue donc un rôle dans la digestion de tous les aliments et c'est le seul liquide digestif dans ce cas.

Vous connaissez le foie ; ce gros organe dur, rouge, (*Figure 28*) situé à droite en haut du ventre, sous le diaphragme, convexe en haut, plat en bas, divisé en deux gros lobes. Il a un double rôle dans l'organisme ; ne nous occupons aujourd'hui que de celui qui paraît le moins important, la secrétion de la bile.

La bile est formée et déversée dans une série de petits canaux biliaires.

Ces canaux aboutissent à un plus gros, le canal hépatique. Au canal hépatique se réunit un autre canal, le canal cystique, qui conduit la bile dans une grosse vessie que l'on nomme vésicule biliaire.

Donc, en dehors de la digestion, la bile remonte du canal hépatique dans le canal cystique et de là dans la vésicule biliaire qui est le réservoir de la bile.

Mais au moment du passage des aliments dans le duodénum, la vésicule bilaire se contracte, la bile est chassée dans le canal cystique ; elle ne remonte point dans le canal hépatique, car au confluent de ces deux canaux, ils se continuent dans un plus gros, le canal cholédoque qui aboutit dans le duodénum par le même orifice que le principal canal pancréatique.

La bile, liquide vert filant, a, dans la digestion, des usages assez vagues.

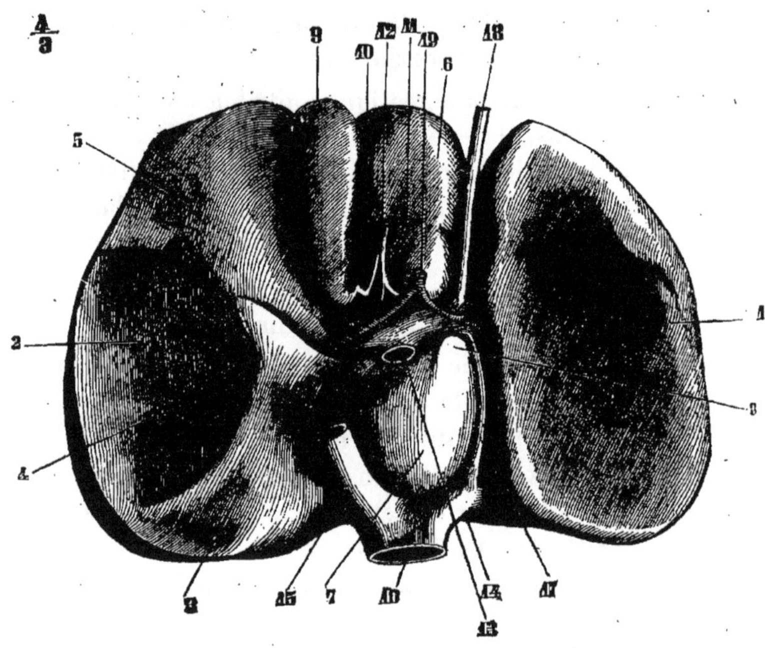

Figure 28.

Face inférieure du foie

Les lobes gauches (1) et droit (2) sont séparés [par un sillon, dans lequel se trouve la veine porte (13). En avant de ce sillon, se voient un des lobes accessoires (6) et la vésicule biliaire (9), d'où part le canal cystique (10), qui en s'unissant au canal hépatique (11), forme le canal choléodoque (12). En arrière, est l'autre lobe accessoire (7).

Comme le suc pancréatique elle émulsionne les corps gras. Elle retarde aussi la putréfaction des aliments en voie de digestion. C'est un antiseptique intestinal.

L'intestin grêle est la plus longue partie de l'intestin. *(Figure 29).*

Doué d'un tissu musculaire continu, il fait voyager les aliments d'un bout à l'autre, tantôt dans un sens, tantôt dans l'autre, le mouvement vers l'anus étant évidemment prédominant.

Sa muqueuse est remplie de nombreuses glandes qui, comme le suc pancréatique, mais plus faiblement que lui, agissent sur toutes les espèces d'aliments, transforment les amylacés en glucose, peptonisent les albuminoïdes, émulsionnent les graisses, de plus transforment le sucre ordinaire en glucose.

Ainsi, les aliments qui ont échappé à la digestion gastrique et duodénale, peuvent être digérés dans l'intestin.

Cela explique qu'on puisse *se passer d'estomac*. Il existe une opération qui consiste à aboucher l'œsophage dans le duodénum (plus rarement dans l'intestin) les aliments, ainsi, passent de l'un à l'autre sans traverser l'estomac. La digestion n'en souffre pas autant que nos pères se le seraient imaginé.

L'intestin grêle n'est pas seulement un organe de liquéfaction des aliments. C'est aussi et surtout un organe d'absorption.

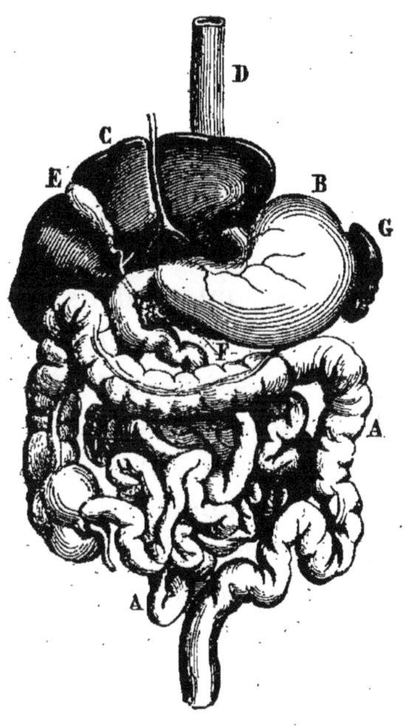

Figure 29.

A. — Intestin.
B. — Estomac.
C. — Foie (relevé).
D. — Œsophage.
E. — Vésicule biliaire.
F. — Pancréas.
G. — Rate.

Sa muqueuse est garnie d'un bout à l'autre : 1° De replis en anneaux, de plus en plus nombreux à mesure qu'on approche de la fin de l'intestin ;

2° De villosités qui la rendent semblable à une sorte de velours.

Replis et villosités ont pour résultat d'agrandir la surface de cette muqueuse déjà très longue.

Or, d'autre part, cette muqueuse est remplie de petits vaisseaux, artères, veines, lymphatiques, pénétrant jusqu'au centre des villosités.

Le liquide contenu dans l'intestin, c'est-à-dire les aliments digérés et liquéfiés, traversent une membrane mince et poreuse et sont *absorbés* par les veines et les lymphatiques. Ce passage des liquides à travers une mince membrane s'appelle l'osmose.

Par un phénomène d'*osmose* les glucoses dissous et les albuminoïdes peptonisés pénètrent dans les veines de la muqueuse intestinale ; les graisses émulsionnées ne pénètrent pas dans les veines ; elles passent dans les chylifères.

Aussi les chylifères deviennent blanc laiteux pendant la digestion ; en dehors de la digestion ils sont à peu près imperceptibles, parce que leur contenu, peu abondant, est incolore.

La digestion est terminée, l'absorption des aliments est presque terminée à la fin de l'intestin grêle ; de là les aliments passent dans le gros intestin, que l'on divise en cœcum, colon et rectum.

L'intestin grêle déverse son contenu dans la première partie du gros intestin, le cœcum, situé dans la fosse iliaque droite, à travers un orifice fermé par une *valvule* en boutonnière, dite *valvule iléocœcale* qui permet le passage des aliments de l'intestin grêle dans le cœcum, mais empêche leur retour. Aussi s'appelle-t-elle *barrière des apothicaires*, parce que les lavements ne passent pas plus loin !

Le cœcum est un gros renflement, se prolongeant en bas comme une grosse poche et en haut se continuant avec le colon. Comme tout le gros intestin, il est formé d'une série de grosses bosselures, de boursouflures. La couche musculaire, au lieu de former une couche complète autour du gros intestin, comme autour de l'intestin grêle, forme trois forts cordons allant d'un bout à l'autre de cet intestin.

Le cœcum n'existe pas chez les carnivores, il est énorme chez les herbivores ; chez l'homme et les grands singes il est de dimensions intermédiaires, mais particularité très remarquable, il se termine en bas par un prolongement qui n'existe pas chez les autres espèces animales. Ce petit prolongement creux, fin, tortueux, semblable à un ver de terre, s'appelle l'appendice iléocœcale, et c'est lui le siège de la terrible appendicite. Son inflammation est le point de départ d'abcès ; sa perforation la cause de péritonites. Et cet organe si dangereux ne sert à rien, puisqu'il n'existe pas dans le règne animal et que depuis quelques années on l'a enlevé assez souvent pour se convaincre de son inutilité !

Au sortir du cœcum, le gros intestin remonte le long du flanc droit (colon ascendant), puis passe transversalement sous le foie et l'estomac (colon transverse), et redescend à gauche (colon descendant) ; arrivé à la fosse iliaque gauche il se replie en S (S iliaque) et enfin se termine par un tube intestinal moins recourbé et plus fortement musculeux, c'est le rectum.

Situé en avant du sacrum dont il suit la courbure, il est chez la femme en arrière de la matrice, chez l'homme en arrière de la vessie et de la prostate et se termine par l'anus.

Les aliments sortis de l'intestin grêle cheminent assez

lentement dans ce gros intestin, arrêtés dans les bosselures du colon. Là, l'absorption se termine, en sorte
qu'il n'est expulsé par l'anus que le résidu demi-solide
des aliments qui n'ont pu être digérés. Mais quoiqu'il
existe des glandes le long du colon, il ne faut guère
compter sur leur capacité digestive. Aussi, pour nourrir
des malades avec des lavements alimentaires, est-il
préférable de leur administrer des aliments tout
digérés, des peptones commerciales. La digestion même
du lait, des œufs est presque nulle dans le gros intestin.

Nous en avons fini de la digestion. Tous les organes
digestifs et autres, contenus dans l'abdomen, sont tapissés par une séreuse : le péritoine.

Le péritoine tapisse les parois de l'abdomen sur les
côtés ; en haut la face inférieure du diaphragme ; en bas
le rectum, la matrice chez la femme, la vessie. En arrière
il s'attache à la colonne vertébrale, et là forme un grand
repli qui va s'attacher d'autre part à tout l'intestin grêle
et l'entoure. Ce long repli s'appelle le mésentère. C'est
dans l'épaisseur du mésentère que cheminent les artères,
les veines, les nerfs qui se rendent à l'intestin.

En haut, le péritoine forme également des replis qui
attachent l'estomac et le foie au diaphragme ; l'estomac
au foie (épiploon gastro-épatique) et à la rate (épiploon
gastro-oplénique) ; en dessous de l'estomac, l'estomac au
colon transverse (épiploon gastrocolique) etc. ; à la
partie inférieure le péritoine en se repliant de la paroi
de l'abdomen sur la vessie, de la vessie sur la matrice et
de la matrice sur le rectum, ou, chez l'homme de la
vessie sur le rectum, forme une série de culs de sac dans
lesquels peuvent se faire des dépôts de pus ou de sang.

Enfin de la partie inférieure de l'estomac part un
immense repli de péritoine, rempli de graisse et de
quelques vaisseaux. Ce long repli forme comme un large

tablier, qui recouvre tous les intestins depuis le haut jusqu'en bas. C'est le grand épiploon.

Il nous faudrait terminer par quelques notions d'hygiène de la digestion.

La disposition du tube digestif, qui est plus court que celui des herbivores, plus long que celui des carnivores ; ainsi que la dentition de l'homme, tout prouve que l'homme n'est ni exclusivement herbivore, ni exclusivement carnivore. Il doit faire un mélange varié des deux espèces d'aliments. Il a du reste la faculté de varier dans de larges proportions, la quantité des aliments carnés et des aliments végétaux, sans en trop souffrir. Sachez seulement que dans nos usages actuels nous abusons des viandes. D'où fréquence de toutes les maladies rhumatismales, de la goutte, de la gravelle. C'est *en partie* à l'excès des viandes que le docteur Lucas-Championière attribue la fréquence actuelle de l'appendicite.

Du reste, si le pain, les pommes de terre contiennent une quantité insuffisante d'albuminoïdes, il n'en est pas de même des haricots, pois, lentilles.

Ces légumes fournissent donc une alimentation très saine ; malheureusement ils sont ce qu'on appelle *lourds* à digérer ; c'est-à-dire qu'ils provoquent souvent un certain malaise, une gêne, une sensation de pesanteur à l'estomac, dans lequel ils séjournent longtemps avant d'être digérés.

Cette difficulté, il est vrai, est due en partie à leur enveloppe coriace.

Les légumes réduits en purées et passés, sont bien plus faciles à digérer.

Une mastication longue et bien faite est nécessaire pour une bonne digestion. Nous avons l'habitude de cuire les aliments pour qu'ils soient plus faciles à broyer. Des viandes, des légumes non cuits sont toujours insuffisamment broyés par les dents, et arrivent à l'estomac et aux intestins en parcelles compactes et ne sont pas digérés ; si donc on veut user de viande crue, il faut préalablement la réduire en pulpe fine.

Certaines substances que nous faisons entrer dans notre alimentation n'ont aucun pouvoir nutritif ; ils ne forment aucune substance réparatrice, ne donnent point de chaleur. Les alcools sont (cela est démontré) un peu nourrissants parcequ'ils fournissent un peu de chaleur ; néanmoins tel n'est point leur rôle principal dans l'organisme.

Ils sont des excitants du système nerveux. Ils donnent un coup de fouet. Il en est de même du café, du thé, à peine nourrissants, permettant même d'épargner la nourriture, de vivre avec moins d'aliments, parcequ'ils excitent passagèrement le système nerveux et modèrent la combustion.

En somme, il vaut beaucoup mieux prendre des forces par la nourriture que par les excitants, ces derniers ne donnent jamais qu'une force passagère.

Les amers, quand on n'en abuse pas, excitent la digestion ; ils font secréter les glandes salivaires, gastriques, etc. Ils donnent de l'appétit, font manger davantage et mieux digérer.

Il en est de même du bouillon gras qu'on a tant attaqué, notamment dans notre ville d'Alençon. Par lui-même il est très peu nourrissant (environ 10 fois moins que le lait).

Le sel qu'on y met est peut-être ce qu'il contient de plus nourrissant.

Mais par les sucs de viande qu'il contient en dissolution, s'il ne nourrit pas, il excite les secrétions de l'estomac. Il donne de l'appétit. C'est à coup sûr le meilleur des apéritifs, ou plutôt le seul parfait. Aussi le place-t-on au commencement du repas.

Bien dégraissé, il est la meilleure tisane pour les

malades. Plus facile à digérer que le lait puisqu'il ne contient presque rien de nourrissant, il met en appétit et soutient par ses parties excitantes, bien plus innocemment que les alcools, les vins, le café, le thé.

C'est donc un aliment très insuffisant sans doute, mais préparant la voie aux autres qui lui sont associés dans les potages, ou qui lui succèdent.

Le lait est infiniment plus nourrissant. C'est le seul aliment complet, contenant de l'albumine (caséine), de la graisse (crème, beurre) et du sucre. On peut vivre uniquement avec du lait. Il n'y a qu'avec les œufs qu'on pourrait peut-être en faire autant. L'enfant grandit et grossit au régime du lait. Trois litres de lait peuvent nourrir un adulte. Mais si le lait est nourrissant, à l'inverse du bouillon, il n'est point excitant. L'homme, au régime du lait, se trouve fade et réclame quelqu'excitant pour pouvoir travailler.

A tous ces aliments animaux et végétaux, l'homme doit ajouter *des sels* ; les deux plus importants sont le sel marin ou sel de cuisine, sel (tout court) qui concourt à la fabrication du suc gastrique et de tous les liquides de l'organisme; et le phosphate de chaux qui entre dans la composition *des os* et de tous les tissus.

Enfin nous ne saurions nous passer de boire, quoiqu'en général nous buvions trop. Trop de liquide d'abord et surtout trop de liquides autres que l'eau.

SIXIÈME CONFÉRENCE

Sécrétions

Les glandes sont des organes plus ou moins mous, vasculaires, destinés à extraire du sang qui les traverse, différents liquides et différents principes chimiques.

En se plaçant au point de vue de la physiologie, il y a deux sortes de glandes.

1° Les unes *ne fabriquent rien*, et se contentent d'extraire du sang, des substances chimiques, qui s'y trouvent toutes faites. Elles agissent comme un filtre, mais un filtre *intelligent* (*intelligere*, choisir) qui ne laisse filtrer hors des vaisseaux sanguins que certains principes, dont elles débarrassent le sang.

Ces principes, en effet, sont plus ou moins toxiques, et s'ils s'accumulent dans l'organisme, si les glandes dont nous allons parler ne l'en débarrassent pas, il ne tarde pas à y avoir empoisonnement.

2° Les autres ne trouvent point toutes formées dans le sang les substances qu'elles secrètent. *Elles* fabriquent donc ces substances.

Telles sont les glandes salivaires, gastriques, etc. ; la ptyaline (de la salive), la pepsine et les zimases, la pancréatine n'existent point dans le sang ; elles se forment dans les glandes ; ces liquides ne sont pas des toxiques destinés uniquement à être rejetés. Ce sont des liquides utiles à l'organisme; dans l'espèce dont nous parlons, nécessaires à la digestion.

3° Enfin nous verrons qu'on assimile aux glandes certains organes ou ganglions mous et vasculaires dont nous reparlerons.

Pour le moment disons que les glandes, à la fois les plus simples et les plus parfaites, telles les glandes salivaires (*Figure 3o*), le pancréas,

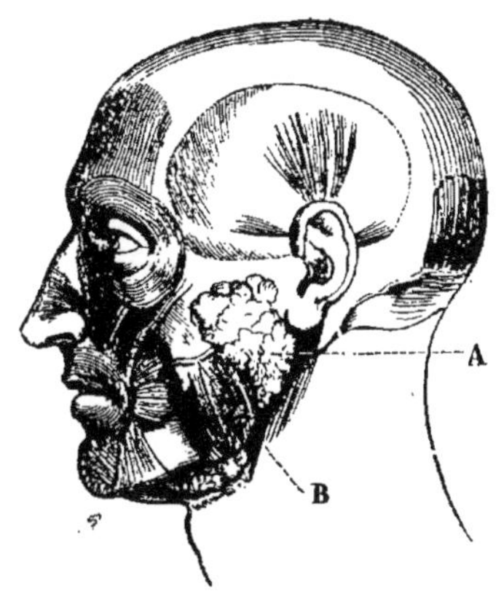

Figure 3o.

A. — Glande parotide.
B. — Muscle masséter et glande sous-maxillaire en dessous.

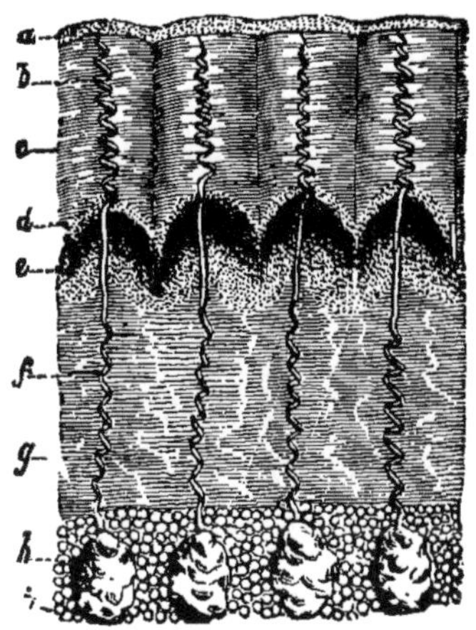

Figure 3r.

Glandes sudorales. — Peau.

A. — Couche cornée de l'épiderme.
B, C. — Epiderme.
D, E. — Papilles du derme.
F. — Canal excréteur de la glande.
G. — Derme.
H. — Glonerule excréteur de la glande.

représentent une sorte de grappe entre les grains de laquelle pénètrent et se divisent abondamment les vaisseaux sanguins.

Dans les grains se fabrique, se secrète le liquide qui est expulsé par des canaux semblables aux petites queues et aux branches de la grappe et enfin aboutissent à un canal excréteur (plus rarement plusieurs).

Au canal excréteur est quelquefois annexé un réservoir où s'amasse le liquide sécrété, qui n'est expulsé par un dernier canal qu'à de certains moments, et lorsque le réservoir se contracte.

D'autres glandes, les glandes de la sueur par exemple, sont formées d'un tube très contourné à son extrémité terminée en culs de sac. — *(Figure 31)*.

Les glandes de l'estomac sont des tubes ramifiés ; celles de l'intestin des tubes presque simples.

Sécrétion de l'urine

Les sécrétions des liquides toxiques destinés uniquement à être éliminés s'appellent aussi des excrétions.

L'urine est le plus important de ces liquides excrété.

Les organes sécréteurs de l'urine sont les deux rognons, placés très profondément dans le ventre, en dehors du péritoine qui les recouvre par devant, à droite et à gauche de la colonne vertébrale. — *(Fig. 32)*.

Vous connaissez leur forme (en haricot), leur couleur brune, leur consistance ferme. Par leur hile (c'est-à-dire par leur côté concave), ils reçoivent une artère et une veine qui se divisent abondamment dans leur intérieur. Chose remarquable, la veine rénale, comme toutes les veines des glandes en activité, charrie un sang vermeil comme le sang artériel !

Le rein, d'ailleurs, travaille constamment ; certaines glandes travaillent d'une façon intermittente. Les glandes salivaires ne sont guère activées que pendant la masti-cation ; à ce moment le sang veineux en ressort vermeil et très abondant ; il est brun et bien moins abondant tout le reste du temps.

Le rein paraît, à la coupe, formé d'une série de petites pyramides ; ces pyramides sont elles-mêmes constituées

par une série de tubes droits, qui à la partie périphérique du rein se continuent en tubes contournés ; ces
derniers aboutissent aux glomérules, sortes de petits
culs de sac dans lesquels pénètrent une artériole et une
veine pelotonnées comme un écheveau de fil.

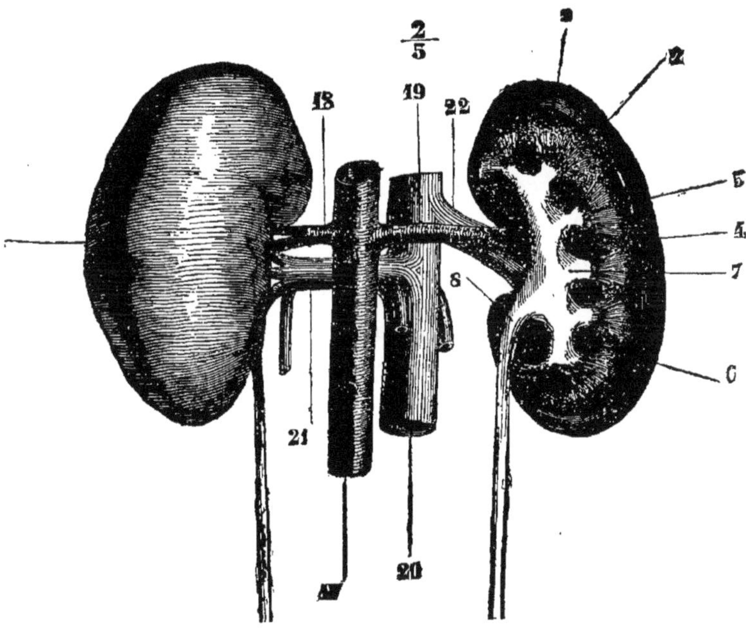

Figure 32.

Les Reins. (Le rein à droite est coupé en travers).

1, 2, 3. Substance corticale dans laquelle sont les glomerules et les
tubes contournés. — 5. Pyramide. — 6. Substance interpyramidale.
— 7. Bassinet. — 8. Commencement de l'uretère. — 17. Aorte. —
18, 19. Artères renales. — 20. Veine cave inférieure. — 21, 22. Veines
renales.

C'est dans ces glomérules que filtre l'urine qui traverse ensuite tous les tubes. Elle arrive ainsi au *bassinet*, de là elle passe dans l'uretère.

Les deux uretères, qui sont les canaux excréteurs de
l'urine, aboutissent à un gros réservoir unique, la
vessie, placée profondément dans le bassin, recouverte

par le péritoine en haut, située chez la femme en avant de la matrice et chez l'homme en avant du rectum.

La vessie a une paroi fortement musculaire, formée de fibres lisses, qui cependant se contractent à volonté et expulsent l'urine par un dernier canal, l'urèthre, qui, vous le savez, diffère chez l'homme et chez la femme.

La vessie est du reste aidée dans l'expulsion de l'urine, lorsque cette expulsion est difficile, par les muscles de l'abdomen et par le diaphragme.

Nous excrétons en moyenne un litre et demi d'urine par jour. Vous connaissez sa couleur jaune ambrée; elle est un peu plus dense que l'eau. (1.018 environ).

Cette densité et cette couleur lui sont données par les sels qu'elle tient en dissolution, l'*urée* (30 à 32 grammes par jour), les urates, quelques phosphates, etc; tous sels plus ou moins toxiques contenus dans le sang, fabriqués dans le travail de nos tissus, et devant nécessairement être éliminés sous peine de nous empoisonner peu à peu.

Lorsque le rein malade ne remplit plus ses fonctions, il laisse filtrer l'albumine du sang (albuminurie), mais il cesse d'éliminer en quantité suffisante les principes toxiques; il y a alors un empoisonnement du sang et de tout l'organisme, appelé urémie.

Les goutteux, les graveleux, et généralement les gens qui se nourrissent trop et ne font pas assez d'exercice, fabriquent en excès des urates. Ces sels, peu solubles, en quantité minime à l'état normal, sont alors éliminés en forte proportion dans l'urine.

A un premier degré, ils rendent seulement les urines rouges et chargées, et ne déposent que lorsque les urines refroidissent.

Mais à un second degré, ils forment du sable, et enfin des graviers ou calculs, tantôt dans le rein, tantôt dans la vessie.

Les reins sont les principaux organes dépurateurs de l'organisme ; rien ne peut les remplacer complètement. Néanmoins ils peuvent être suppléés dans une légère mesure.

Les sueurs, outre qu'elles rafraîchissent, ont cet autre avantage d'éliminer un peu d'urée et quelques autres poisons. D'où le bon pronostic des sueurs à la fin des maladies, l'indication de faire suer (si on le peut) dans les maladies des reins, etc.

Les malades atteints d'urémie vomissent ; quelquefois par ces vomissements ils se débarrassent encore d'un peu d'urée et d'autres toxiques ; on les purge et par le liquide diarrhétique sont encore éliminés des poisons.

Le Foie

Le foie *(Figure 33)* est aussi un puissant organe dépurateur, le plus puissant après le rein ; et la bile, outre son rôle dans la digestion, joue un rôle beaucoup plus important comme liquide épurateur.

S'il est plus difficile encore que pour l'urine d'établir de quel poison elle nous débarasse, on se rend compte de sa nécessité, surtout lorsque les organes biliaires cessent de fonctionner, qu'il y a un calcul qui bouche les conduits biliaires, que l'écoulement de la bile est arrêté ; quelquefois alors, survient l'ictère grave, aussi grave que l'urémie.

Il semble que l'insuffisance du rein et celle des organes biliaires se réunissent pour donner naissance à l'éclampsie.

Vous connaissez donc déjà deux fonctions du foie; il joue un rôle dans la digestion, il joue un rôle dans l'épuration du sang.

Mais il a une troisième fonction beaucoup plus impor-

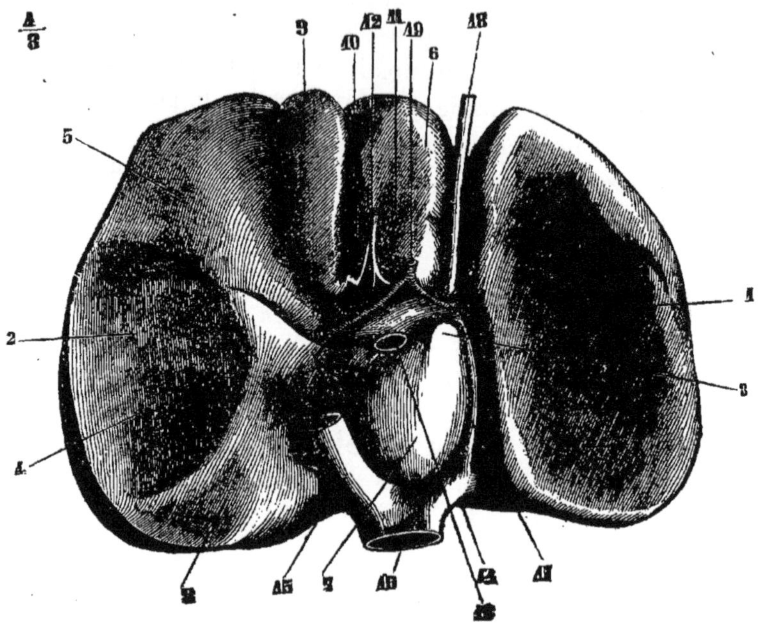

Figure 33.

Face inférieure du foie

Les lobes gauches (1) et droit (2) sont séparés par un sillon, dans lequel se trouve la veine porte (13). En avant de ce sillon, se voient un des lobes accessoires (6) et la vésicule biliaire (9), d'où part le canal cystique (10), qui en s'unissant au canal hépatique (11), forme le canal choléodoque (12). En arrière, est l'autre lobe accessoire (7).

tante, découverte par le grand physiologiste C. Bernard, *la fonction glycogénique.*

Disons d'abord que tout le sang veineux qui revient du tube digestif, chargé des matières absorbées dans l'intestin, est apporté au foie par une grosse veine, la *veine porte*, qui se divise en capillaires dans le foie, et ne rentre au cœur droit qu'après avoir traversé cet organe.

Le sang qui sort du foie, revient chargé d'une certaine quantité d'un sucre (glucose), que fabrique le foie et que celui-ci déverse dans le sang qui le traverse. Ce glucose est ainsi transporté dans toute la circulation.

Que devient-il ?

Il disparaît peu à peu ; on n'en trouve que des traces dans les veines, surtout dans celles qui sortent des muscles, encore moins si les muscles se sont contractés.

Ce glucose est, en effet, le principal combustible de l'organisme. Il est brûlé dans nos tissus, spécialement dans les muscles en activité.

Il est donc le principal aliment de la chaleur, de la force et du mouvement de l'animal.

Naturellement, le foie ne fabrique pas ce sucre avec rien. Il l'élabore avec les produits de la digestion que lui amène le sang de la veine porte, et grâce à un ferment particulier, la matière glycogène, qui à tout moment se fabrique et s'accumule dans le foie.

Pancréas

D'autre part, le pancréas *(Figure 34)*, outre son rôle si important dans la digestion, semble jouer un rôle dans la fonction glycogénique, dans la production et la consommation du sucre.

Quoique ce rôle soit obscur, il est parfaitement prouvé que la destruction *totale* du pancréas s'accompagne d'une espèce de *diabète*, c'est-à-dire d'accumulation du glucose dans le sang, dans les tissus où il cesse d'être détruit, dans les urines.

Il semble donc que le pancréas fabrique aussi un ferment dit *ferment glycolitique*, qui contribue à la transformation, à la destruction, à la *combustion* du glucose dans les tissus et dans les muscles.

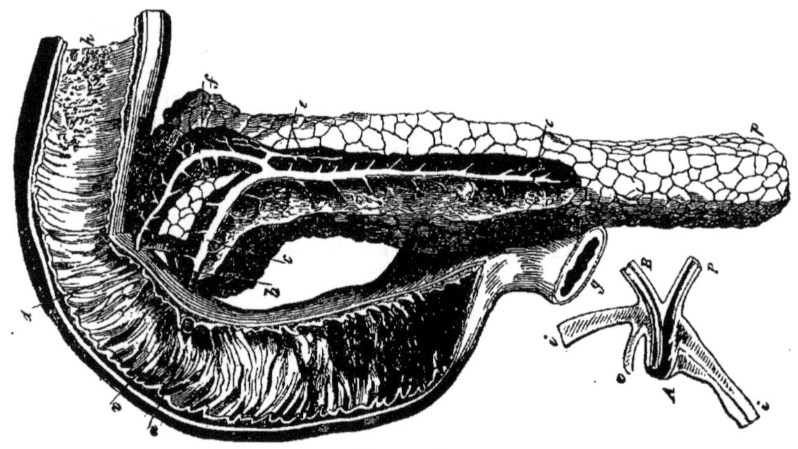

Figure 34.

Pancréas et Duodénum

A, A. — Ampoule de Vater (orifice du canal cholédoyre et du principal canal pancréatique dans le duodénum.
C, C. — Canal pancréatique.
D. — Orifice du odenal du canal pancréatique accessoire.
F. — Canal pancréatique accessoire.
P. — Pancréas.
K. — Duodénum.
Q. — Pylore.

Ces glandes, foie, pancréas, semblent donc jouer un double rôle. D'une part elles secrètent un liquide qui s'élimine par des canaux excréteurs et joue un rôle dans la digestion, et, pour la bile, dans la dépuration du sang.

D'autre part, elles fabriquent des produits, glucose, ferment glycolitique, qui, loin d'être éliminés, sont repris par le sang et contribuent à la nutrition.

Les organes assimilés aux glandes ne jouent que ce dernier rôle ; ce sont, dit-on, des glandes sans conduits excréteurs, et qui fabriquent des produits qui sont reversés dans le sang.

Tels sont d'abord les organes *hémato-poiétiques*, organes qui servent, dit-on, à la formation du sang et et de ses globules, surtout des globules blancs.

En premier lieu, la *rate*, ce gros organe noirâtre, friable, accolé dans le flanc gauche, à la grosse courbure de l'estomac. — *(Figure 35)*.

C'est *probablement* dans cet organe ainsi que dans la *mœlle des os* que se fabriquent ou se transforment les globules du sang ; à coup sûr c'est un organe de *résistance* dans les maladies infectieuses où l'organisme est envahi par les microbes ou les *hematozoëres*.

La rate alors grossit ;

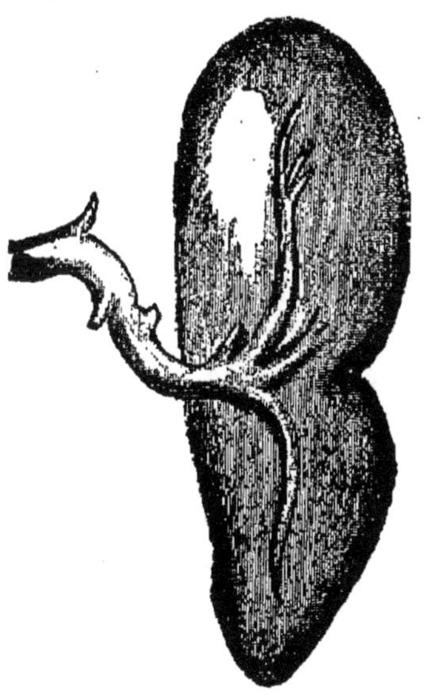

Figure 35.
Rate.

dans la fièvre typhoïde, dans les fièvres intermittentes, elle peut décupler de volume ; elle fabrique une grande quantité de globules blancs, qui, nous le verrons, sont les organes chargés de lutter dans l'organisme contre les microbes.

Les ganglions lymphatiques que nous avons vus sur le passage des vaisseaux lymphatiques, servent aussi à élaborer les globules blancs.

Les amygdales jouent un rôle de défense analogue, et détruisent les premiers microbes qui tentent de s'introduire dans notre organisme. Les premières à l'attaque, il n'est pas étonnant que les amygdales soient si souvent les premières blessées !!!

Enfin, il existe au cou, devant le larynx, une grosse glande, le corps thyroïde, dont l'hypertrophie constitue le goître ; sous le sternum *des enfants* une autre glande destinée à disparaître chez l'adulte, le thymus, que l'on nomme le riz chez le veau ; au-dessus de deux reins de petits capuchons glanduleux, appelés capsules surrénales.

Toutes ces glandes élaborent des produits repris par le sang. Produits sans doute bien inconnus dans leur nature et leurs fonctions, mais dont l'utilité est marquée par les troubles qui accompagnent l'altération ou la disparition de ces glandes. La suppression des fonctions du corps thyroïde donne le goître exophtalmique, le mixœdeme, le crétinisme.

Les maladies des capsules surrénales donnent lieu à la maladie bronzée, qui fait ressembler le malade à un mulâtre, ce qui n'est qu'un inconvénient, et amène son dépérissement et sa mort en quelques mois.

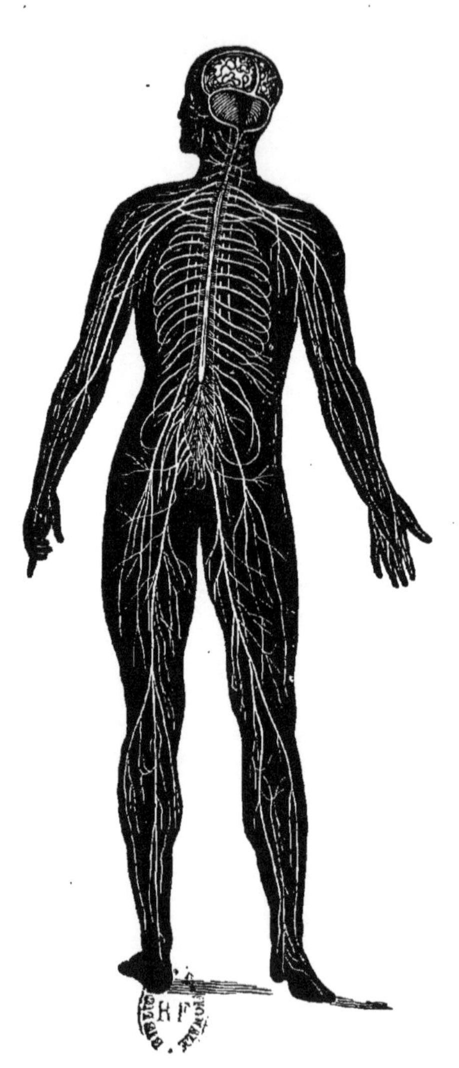

SEPTIÈME CONFÉRENCE

Système nerveux

Le système nerveux se compose, au point de vue anatomique et physiologique, du système nerveux cérébrospinal, présidant aux sensations et aux mouvements volontaires, et d'un système accessoire, le système grand sympathique, présidant aux mouvements organiques involontaires, des fibres musculaires lisses et à leurs sensations obscures.

Système nerveux cérébrospinal

Le système cérébrospinal est composé des *centres* nerveux et des nerfs.

Les centres nerveux sont divisés en deux : l'encéphale et la moelle épinière.

L'encéphale est la partie des centres nerveux comprise dans le crâne. Il se compose du cerveau, du cervelet et du bulbe ou moelle allongée, partie intermédiaire entre le cerveau et la moelle. — *(Figure 36)*.

Le cerveau, qui constitue la partie principale de l'encéphale, est placé en avant des deux autres parties. Il est formé de deux hémisphères, réunis par un organe intermédiaire (le corps caleux).

Il existe donc un cerveau droit et un cerveau gauche, à peu près identiques.

La surface du cerveau est recouverte, de tous côtés, de replis appelés circonvolutions, infiniment plus considérables et plus compliqués chez l'homme que chez les animaux.

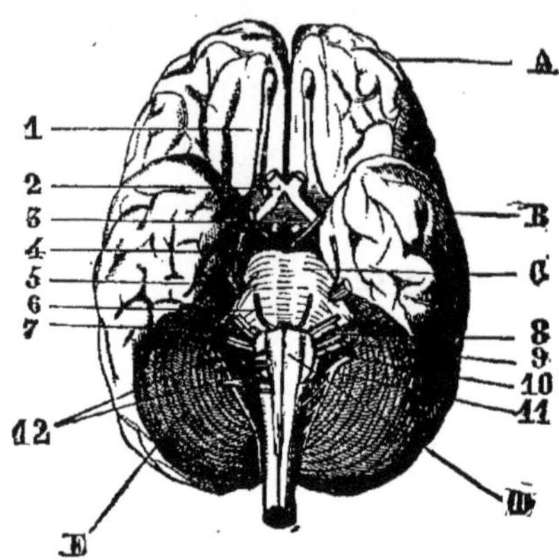

Figure 36.

Cerveau vu par sa face inférieure.

1. Nerf olfactif. — 2. Nerf optique. — 5. Trijumeau. — 7. Facial. — 8. Acoustique. — 10. Pneunogastrique. — A. Lobe intérieure du cerveau. — Lobe moyen. — Protubéran annulaire. — D. Bulbe. — E. Cervelet.

Le volume du cerveau et son poids sont également infiniment plus considérables dans l'espèce humaine (proportionnellement au poids du reste du corps), que dans les autres espèces, et la partie frontale surtout est remarquablement développée.

Le cerveau n'est pas un organe plein ; chaque hémisphère semble plutôt une *lamelle* épaisse, repliée de manière à constituer une cavité, appelée ventricule.

La partie interne du cerveau est formée de plusieurs saillies, qui constituent des centres nerveux pour le mouvement et la sensibilité.

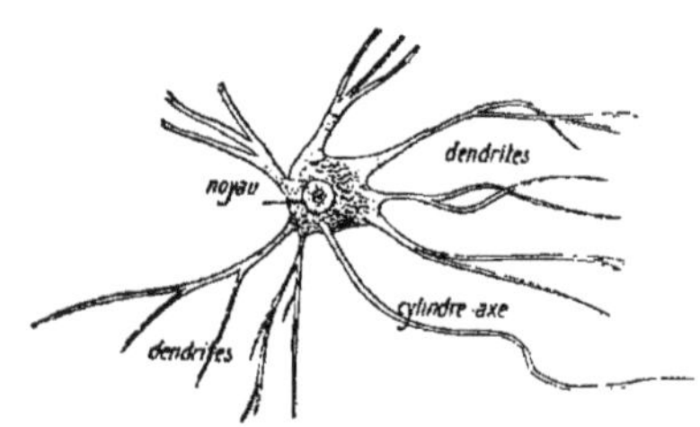

Figure 37.

Le cerveau est composé, à la coupe, d'une succession de bandes grises et blanches ; c'est ce qu'on appelle la substance grise et la substance blanche. Nous retrouvons ces deux substances dans tous les centres nerveux.

Vue au microscope, la substance grise est formée de *cellules* nerveuses *(Figure 37)*, présentant un petit noyau central et une série de prolongements, comme des pattes d'araignée. D'après les dernières théories, les prolongements des cellules voisines ne se continueraient pas les uns avec les autres ; ils se juxtaposeraient seulement les uns aux autres.

Un seul prolongement, partant du noyau de la cellule, se continuerait jusqu'au bout des nerfs périphériques, par tout le corps sans interruption.

Chaque cellule donne donc naissance à une fibre nerveuse et à une seule.

Chaque fibre nerveuse aboutit à une cellule, et à une cellule unique.

La substance *blanche* est formée de ces fibres nerveuses juxtaposées et recouvertes d'une petite enveloppe qui les isole les unes des autres.

En arrière et en dessous du cerveau est le cervelet, plus petit, formé également de deux lobes réunis ensemble. Leur surface est striée, plus régulièrement que celle du cerveau ; le cervelet constitue une masse pleine et ne contient pas de cavité ou ventricule.

Entre le cerveau et le cervelet sont l'isthme de l'encéphale et le bulbe ou moelle allongée.

L'isthme est formé d'une sorte de pont ou protubérance qui réunit les deux hémisphères cérébrales et de pédoncules qui vont du cerveau au cervelet et de ces organes au bulbe.

Entre ces différents *pédoncules* se trouve une cavité, un ventricule appelé le quatrième ventricule, qui se continue en un canal creusé au centre du bulbe et de toute la moelle.

Le bulbe *(Figure 36. 6)* n'est que le commencement de la moelle épinière. Il est formé, en avant, de gros faisceaux ou pyramides qui s'entrecroisent presque entièrement, en sorte que ceux de droite passent à gauche et réciproquement ; latéralement de faisceaux latéraux, et en arrière d'autres faisceaux dont l'entrecroisement est moins sensible qu'en avant.

La moelle épinière *(Figure 38)* est logée dans la colonne vertébrale, qu'elle est loin de remplir en totalité. De haut en bas, elle n'en remplit guère que les trois quarts. Dans la largeur, malgré un renflement *cervical* et un renflement lombaire, elle est au large dans le canal.

La moelle épinière est formée de deux moitiés, une moitié droite et une moitié gauche, séparées par une fente très profonde en arrière (allant jusqu'au centre), et moins profonde en avant. Les deux moitiés sont donc réunies par une sorte de colonne centrale. De chacune de ces

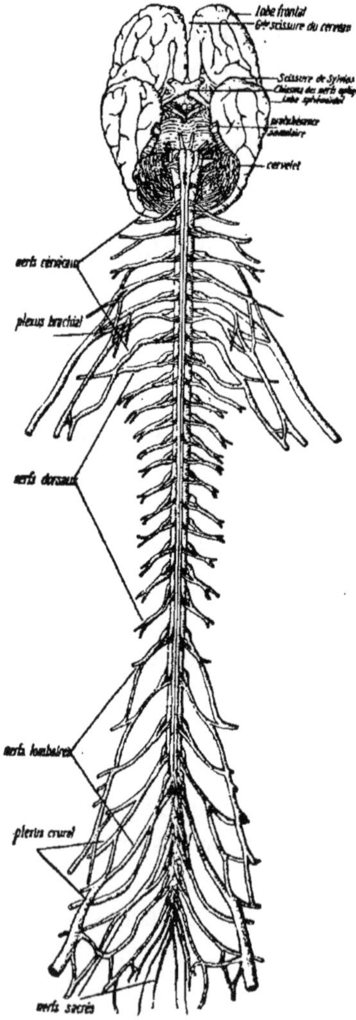

Figure 38.

moitiés naissent les nerfs, qui sortent, par paire, par les trous latéraux de la colonne vertébrale.

Or, chacun de ces nerfs sort de la moelle par deux racines, l'une antérieure, l'autre postérieure. *(Figure 39)*.

La série successive de ces racines, de haut en bas, détermine dans chaque moitié de la moelle deux sillons, le sillon antérieur, qui n'est pas très bien marqué, et le sillon postérieur, très net, dans lequel pénètrent toutes les racines postérieures.

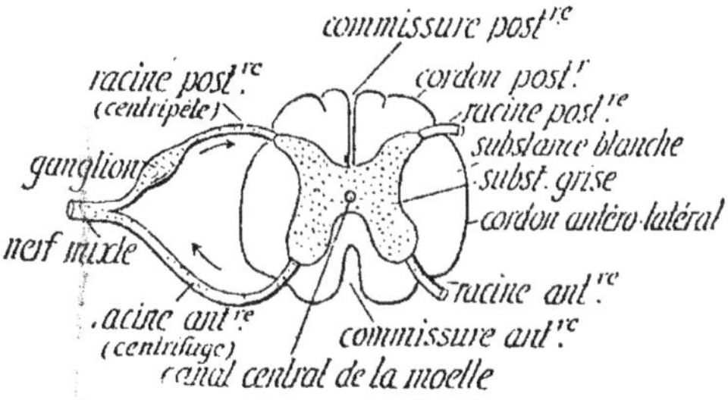

Ces sillons subdivisent donc chaque moitié de la moelle en trois cordons, que l'on peut à la rigueur réduire à deux : les cordons antéro-latéraux et les cordons postérieurs.

Figure 39.

Coupe de la moelle et racines des nerfs.

A la coupe transversale *(Figure 39)*, le moelle apparaît formée à la périphérie de substance *blanche*. Ce sont des *fibres nerveuses,* formant les cordons dont nous venons de parler ; au centre, est la substance grise, faite de cellules nerveuses, analogues à celles du cerveau. Les fibres nerveuses de la moelle se continuent dans les nerfs, et d'autre part aboutissent les unes aux cellules de la substance grise de la moelle, tandis que d'autres se prolongent jusqu'au cerveau.

Enfin, au centre de la moelle, est un fin canal continuant le quatrième ventricule et communiquant avec les ventricules du cerveau.

Tous ces ventricules et le canal de la moelle sont

7

remplis d'un liquide transparent, jaune, très clair, le liquide céphalorachidien.

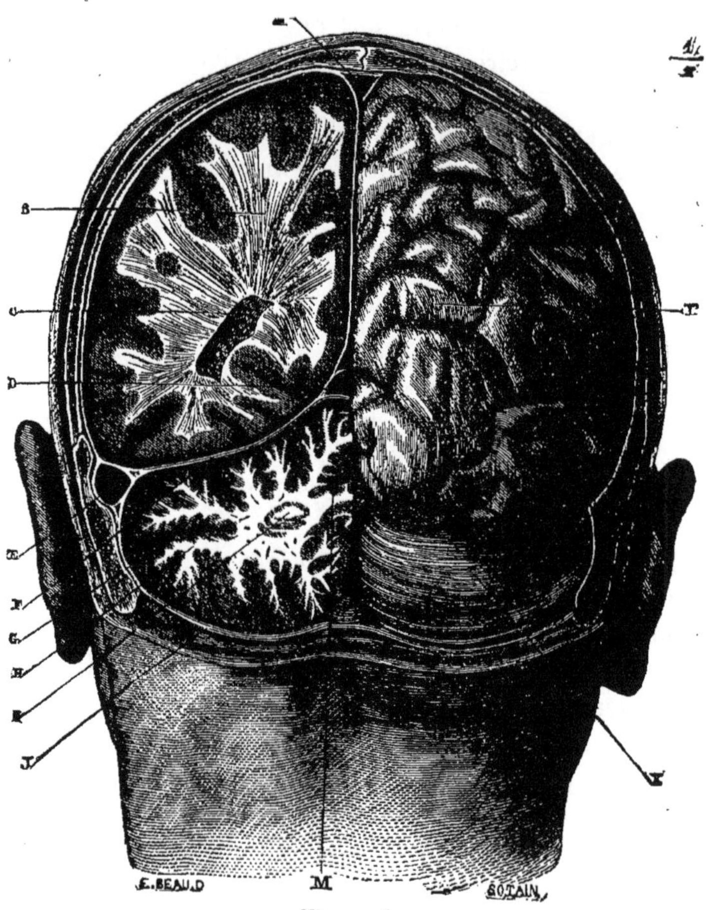

Figure 40.

B, C. Coupe du cerveau (substance blanche et substance grise, moitié gauche). — D, F. Dure-mère (sectionnée). — L. Aspect extérieur du cerveau droit, circonvolutions. — E, G, H, I. Cervelet (coupe). — K. Cervelet (aspect extérieur). — E. Sinus.

Enfin, tous ces centres nerveux sont tapissés de plusieurs membranes : la pie-mère, qui leur est étroitement accolée ; l'arachnoïde, une séreuse, qui les entoure et contient elle-même un liquide qui communique avec le liquide céphalorachidien des ventricules ; et la dure-mère, qui est accolée à la paroi interne du crâne et de la colonne vertébrale.

Du cerveau, du bulbe et de la moelle épinière, partent les nerfs qui se rendent à tous les muscles et à tous les organes sensibles.

Les nerfs crâniens, au nombre de douze paires, sont ceux qui sortent par les trous du crâne et naissent du cerveau, de l'isthme et du bulbe (le cervelet n'en donne aucun).

Les nerfs olfactifs se rendent aux fosses nasales, ce sont les nerfs de l'odorat.

Les suivants, les nerfs optiques, après s'être entre-croisés à la surface du cerveau se rendent aux deux yeux.

Les paires suivantes donnent le mouvement aux yeux.

La cinquième paire, ou trijumeau, donne la sensibilité à la face.

La septième paire, le facial, lui donne le mouvement.

La huitième est le nerf de l'ouïe.

La neuvième est celui du goût et de la langue.

Le nerf de la dixième paire, pneumogastrique, et celui de la onzième paire, se réunissent et forment un nerf extrêmement important, qui sort du crâne, traverse le cou et se rend au cœur, dont il règle les mouvements ; au diaphragme, aux poumons, à l'estomac, au tube digestif ; c'est donc un nerf essentiel *dans la vie* et la nutrition.

Les nerfs rachidiens sont ceux qui sortent du *rachis*, ou colonne vertébrale, par les trous qui se trouvent sur les côtés de la colonne (trous de conjugaison), nous avons dit qu'ils sortent de la moelle par deux racines. La racine postérieure traverse un petit ganglion de cel-lules nerveuses grises, puis les deux racines se confondent en un seul nerf qui sort par le trou de conjugaison et va se diriger dans le corps.

Les nerfs sortis des divers trous, se mêlent ordinairement en un réseau qu'on nomme plexus, puis se rendent aux muscles et à la peau.

Ils ne présentent pas en général la disposition des artères ; au membre supérieur existent quatre nerfs ; l'un ne fait guère que contourner l'épaule ; les trois autres, le cubital, le radial et le médian, vont d'un bout à l'autre du membre et jusqu'au bout des doigts auxquels ils donnent la sensibilité.

Au thorax existe un nerf intercostal, dans chaque espace intercostal.

A l'abdomen, les nerfs affectent une disposition à peu près semblable, quoique moins régulière.

Au membre inférieur existe, en arrière de la cuisse, un gros nerf, le grand nerf sciatique, qui se divise en deux à la jambe ; en avant, est un nerf beaucoup moins considérable, le crural.

Physiologie des nerfs

Nous en avons fini de l'anatomie, bien succincte du système nerveux cérébrospinal. Nous étudierons sa physiologie, en sens inverse, en commençant par les *nerfs sensitifs*.

Si on pince, ou irrite un nerf, généralement *il y a douleur* et en même temps mouvement, contraction des muscles auxquels aboutit le nerf. Le nerf est donc à la fois sensible et moteur.

Toutefois on peut isoler les fonctions motrices et sensitives.

Si on coupe un nerf (après l'avoir bien isolé de tout autre nerf et de tout autre muscle que ceux auxquels il correspond), le bout périphérique, celui qui n'est plus relié avec les centres nerveux, n'est plus sensible aux irritations, il ne les transmet plus aux centres, puisque la voie de transmission est interrompue ; il reste moteur, *si on l'irrite* il fait mouvoir les muscles auxquels il se rend. Au contraire, le bout central reste sensible, mais n'est plus moteur ; tout nerf, tout muscle dont la communication avec la moelle est interrompue est donc paralysé du mouvement *volontaire* et de la sensibilité.

Certains nerfs crâniens sont les uns exclusivement sensitifs, d'autres exclusivement moteurs. Sans parler des nerfs sensoriels, nerfs de la vue, de l'odorat, de l'ouïe, nous avons dit que le trijumeau étant, dans *presque* toute son étendue, exclusivement sensitif ; le mouvement est donné à la face par le facial qui est *exclusivement moteur*.

Les nerfs rachidiens restent à la fois sensitifs et moteurs jusqu'à leur entrée dans la colonne vertébrale. Là, nous l'avons dit, ils pénètrent dans la moelle par deux racines.

En les sectionnant comme précédemment (et en commençant par la racine postérieure), on peut s'assurer que la racine postérieure, celle sur le trajet de laquelle est un petit ganglion, est exclusivement sensitive et la racine antérieure, exclusivement motrice.

Moelle

La moelle épinière reçoit donc les nerfs par deux racines, qui la partagent, nous l'avons dit, en cordons postérieurs et cordons antérolatéraux.

Les cordons postérieurs sont affectés à la sensibilité, les antérolatéraux, au mouvement.

Une section des cordons antérolatéraux ou une compression, une maladie qui détruit ces cordons, amène une paralysie du mouvement *au-dessous* de la lésion et du même côté. On dit que la paralysie est directe, les fibres motrices de la moelle ne s'entrecroisent *pas*. Au contraire, une section ou une destruction pathologique des cordons postérieurs *diminue*, sans l'anéantir, la sensibilité au-dessous de la lésion, et surtout du côté opposé à la lésion ; les fibres sensitives sont donc entrecroisées, passant d'un côté à l'autre. Cet entrecroisement se faisant tout le long de la moelle, quelques fibres échappent à la section et la paralysie sensitive (l'anesthésie) reste incomplète.

De plus, les cornes grises qui sont au centre de la moelle et sont formées de cellules, peuvent suffir à transmettre la sensibilité.

Il s'ensuit qu'une paralysie de la sensibilité est bien rarement aussi complète que la paralysie des mouvements.

Bulbe et Isthme

Dans le bulbe, les cordons antérieurs, sous le nom de pyramides antérieures, s'entrecroisent d'une façon complète, avant de se rendre au cerveau. Il s'ensuit qu'une lésion au cerveau amène la paralysie motrice du côté opposé à la lésion ; une lésion du cerveau gauche amène une hémiplégie droite et inversement.

Le bulbe et son ventricule (le quatrième ventricule) sont le point d'origine des nerfs les plus importants à la vie, du pneumogastrique notamment, qui se rend au cœur, aux poumons, au tube digestif.

Le bulbe est le centre où aboutissent les sensations vagues, et d'où partent les mouvements involontaires du cœur. Les lésions du bulbe sont extrêmement graves. Une simple piqure du quatrième ventricule, en *un point* parfaitement limité par Flourens, amène la mort subite ; aussi Flourens a-t-il appelé ce point le nœud vital. Il en faisait le siège de la vie.

La section du cou dans la guillotine se fait près du bulbe et amène une mort qui paraît instantanée.

Cerveau

C'est au cerveau qu'aboutissent finalement toutes les sensations ; c'est là seulement qu'elles sont perçues ; et si la communication est interrompue, en un point quel-

conque, entre le nerf et le cerveau, les sensations transmises par ce nerf sont abolies.

C'est du cerveau que partent les ordres des mouvements volontaires, et même instinctifs automatiques ;
ces mouvements sont impossibles, si la communication
est interrompue en un point quelconque, entre le muscle,
le nerf qui y aboutit et le cerveau.

Les centres sensitifs résident à la partie postèrieure,
du cerveau, les moteurs à la partie antérieure, ou plutôt
moyenne.

Le bulbe, nons l'avons dit, préside aux mouvements
essentiellement vitaux. On a donc pu enlever presque
tout le cerveau, la vie persiste, mais sans mouvement
instinctif ou volontaire, sans aucune idée, sans aucune
sensation apparente.

Les centres profonds du cerveau président aux mouvements automatiques, non voulus, instinctifs.

C'est dans les circonvolutions de la surface du cerveau
que sont les centres des mouvements voulus, des mouvements savants.

Les circonvolutions les plus antérieures ont des
fonctions peu connues, qui paraitraient être purement
intellectuelles ; puis viennent les circonvolutions sensi-
tivo motrices, ou phsycho motrices du langage parlé
(troisième circonvolution frontale) ; à côté, se trouve
la circonvolution qui commande aux mouvements du
bras; à celui de la bouche; les circonvolutions voisines,
du langage écrit, etc. ; bien plus en arrière, les circonvolutions phycho sensitives, du langage *entendu,* du langage lu, etc...

Tous ces centres sont bien intellectuels en même
temps que moteurs ou sensitifs ; tel homme qui ne peut
retrouver ses mots, n'a pas perdu l'usage de la langue et
des lèvres ; tel qui ne peut comprendre les mots qu'il

lit, voit très bien toutes les lettres, mais n'en connait plus le sens. Il a oublié la lecture.

Cervelet

La physiologie du cervelet est peu avancée. Cet organe semble servir à l'équilibre ; une lésion du cervelet amène un vertige intense et des mouvements irréguliers, mouvements giratoires, en tournant sur soi-même ou en manège, etc.

Reprenons maintenant la marche des sensations et des mouvements.

Une irritation, une piqure part du bout d'un nerf sensitif.

Elle chemine le long des fibres nerveuses. En disant elle chemine, je n'use pas d'une métaphore ; la sensation, en effet, pas plus que le mouvement, l'influ-nerveux autrement dit, ne se transmet instantanément d'un bout à l'autre du nerf, mais *chemine* d'une façon assez lente. Tandis que le son se propage dans l'air avec une vitesse de 333 mètres environ par seconde, la lumière avec une vitesse de 80.000 lieues, l'influ-nerveux ne franchit environ que 30 mètres par seconde.

L'excitation sensitive arrive donc à la moelle épinière par la racine postérieure du nerf. Là elle peut se transmettre de deux manières.

Tantôt elle remonte par les fibres de la moelle jusqu'au cerveau où elle est ressentie ; d'autres fois, en tout ou en partie, l'irritation sensible ne fait que traverser la moelle ; passe par les cellules grises des cornes de la moelle et *se réfléchit* sur un nerf moteur.

L'irritation ressort alors de la moelle par la racine antérieure du nerf, suit le nerf moteur et se transforme en un, mouvement dans le muscle correspondant.

Ce mouvement provoqué par l'excitation *non ressentie* d'un nerf sensitif, s'appelle mouvement réflexe.

Ces mouvements réflexes sont très fréquents dans la nature.

On les provoque artificiellement en coupant la moelle épinière au-dessus du point d'origine du nerf sensitif irrité.

L'irritation sensitive ne pouvant alors remonter au cerveau se réfléchit en entier sur le nerf moteur.

A l'état physiologique, c'est un réflexe qui fait éternuer lorsqu'on chatouille le nez, qui fait cligner de l'œil avant qu'on ne sente aucun attouchement, qui fait avaler le bol alimentaire, etc. Tous les mouvements de défense involontaire sont des réflexes plus ou moins parfaits.

Si rien ne s'y oppose, l'irritation sensitive chemine le long des cordons postérieurs de la moelle épinière.

Comme nous l'avons dit, les fibres de ces cordons s'entrecroisent d'un bout à l'autre, et une lésion en un point limité de la moelle n'amène pas l'anesthésie.

Il semble qu'il existe dans les nerfs, et dans la moelle surtout, des conducteurs spéciaux pour les divers genres de sensations, la douleur, la chaleur, le simple contact. On peut garder les sensations de contact et perdre la sensation de la douleur ; c'est ce qui arrive lorsqu'on a insensibilisé les nerfs avec la cocaïne.

Dans certaines maladies de la moelle, plus rarement du cerveau, souvent dans l'hystérie, les sensations tactiles sont conservées ; les sensations de douleur et de chaleur sont anéanties.

Enfin, la moelle transmet aussi les sensations des muscles ; grâce à elle, nous nous rendons compte de l'effort que nous faisons et nous le proportionnons au but.

Dans l'ataxie, qui porte sur les cordons postérieurs de la moelle, non seulement le malade a le sens tactile émoussé, et il lui semble qu'il marche sur un tapis ; mais il ne sent plus ses efforts musculaires ; il fait le même effort pour soulever un poids de vingt livres ou une feuille de papier ; il jette, en marchant, ses jambes comme s'il voulait donner des coups de pied, et les laisse retomber violemment, comme s'il voulait défoncer le plancher.

Les irritations sensitives de toute nature cheminent donc par les cordons postérieurs jusqu'au bulbe, où elles rencontrent des centres très importants pour la vie.

Là, les sensations peuvent encore être arrêtées et *réfléchies* sur un nerf moteur.

Une sensation agitera le cœur, où, plus forte, l'arrêtera en syncope, activera la respiration, etc.

Enfin, si la sensation arrive plus loin, elle pénètre jusqu'au cerveau. Elle peut encore être arrêtée dans les centres automatiques. Il semble que là elle soit ressentie, mais sans que notre conscience et notre souvenir s'y arrêtent. Elle est transformée en mouvement automatique.

Elle peut enfin arriver aux centres sensitifs supérieurs et être ressentie d'une façon dont nous avons pleinement conscience.

Là elle peut s'emmagasiner pour ainsi dire et provoquer en nous des *idées*, vérifiant ainsi l'adage de Saint Thomas d'Aquin, que toute idée a été provoquée par une sensation antérieure.

Cette idée peut se traduire par une volonté ; et alors l'irritation partie de l'extrémité sensible et arrivée au cerveau, retourne aux extrémités sous forme d'un mouvement ordonné par le cerveau.

L'excitation motrice partie du cerveau chemine jusqu'au bulbe ; là, les fibres des pyramides s'entrecroisent et l'irritation motrice passe de gauche à droite. Je dis de gauche à droite parce que nous sommes presque tous droitiers. C'est dans notre *cerveau gauche* que s'élaborent les actes savants, la parole, la lecture, l'écriture ; et du cerveau gauche, ils passent aux cordons antérolatéraux droits de la moelle.

Ils en sortent par les racines antérieures des nerfs, cheminent dans le nerf et arrivent au muscle qui se contracte.

Grand Sympathique

Nous en avons fini du système nerveux cérébrospinal, système nerveux de la vie volontaire et intellectuelle.

A ce système est annexé un système de nerfs plus enchevêtrés, formant un réseau, un lascis entrecroisé, et interrompu fréquemment par des ganglions.

Ces ganglions sont constitués par des cellules nerveuses. Ils forment comme de petits centres, de petits cerveaux de la vie organique et des mouvements involontaires.

Ce système est le grand sympathique.

Par ses extrémités, il aboutit aux fibres lisses des viscères, poumons, tube digestif, vessie, aux fibres musculaires des petites artères et au cœur.

Dans ses ganglions, il communique avec les nerfs du système cérébrospinal, qui envoient aussi quelques fibres aux ganglions.

En particulier, dans les ganglions du plexus solaire qui entourent l'estomac, il est en rapports abondants avec le pneumogastrique.

Enfin il envoie quelques fibres de communication à la moelle épinière.

Les deux systèmes sont donc loin d'être isolés.

Au cou le grand sympathique forme un assez gros nerf, reconnaissable aux trois ganglions qui l'interrompent. Il se jette dans le thorax et bientôt forme un plexus indescriptible dans le ventre. Le plexus solaire.

Comme nous l'avons dit, le grand sympathique préside aux contractions des viscères garnis de fibres musculaires lisses, se contractant involontairement. Il agit aussi sur la respiration qu'il rend plus lente mais plus profonde (tandis que le pneumogastrique la rend plus rapide et plus superficielle).

Le pneumogastrique, au contraire, ralentit les battements de cœur tandis que le grand sympathique les accélère.

Il semble donc qu'il y ait antagonisme entre ces deux nerfs.

L'action la plus intéressante du grand sympathique, est sans doute celle qu'il exerce sur les petites artères, munies des fibres musculaires lisses. Le grand sympathique fait contracter cette tunique musculaire et resserre ainsi tous ces petits vaisseaux et les tissus palissent. *Il est vasomoteur, vasoconstricteur.*

Les nerfs du système cérébrospinal sont aussi vasomoteurs ; mais au lieu de resserrer les artères ils les font s'élargir et les tissus rougissent. Ils sont *vasodilatateurs.*

Le mécanisme de la dilatation des vaisseaux est plus obscur que celui de la constriction, car il n'existe point de muscles dilatateurs des vaisseaux. Les nerfs vasodilateurs agissent donc, non pas en faisant contracter, mais en arrêtant la contraction des tuniques musculaires des artérioles. En fait ils exercent une action d'arrêt sur le grand sympathique.

Cette action d'arrêt d'un nerf sur un autre, ou d'un

segment des centres nerveux sur un autre segment, quelque incompréhensible qu'elle soit, n'est pas très rare dans l'organisme. Le pneumogastrique n'agit sans doute sur le cœur que comme *nerf d'arrêt* du grand sympathique ; mais le plus intéressant exemple est celui des vasomoteurs.

L'irritation d'un filet du sympathique amène la constriction des vaisseaux auxquels il se rend ; une excitation des nerfs cérébrospinaux (surtout des nerfs sensitifs), *arrête, paralyse* le grand sympathique et les vaisseaux rougissent.

HUITIÈME CONFÉRENCE

Les Sens

Les organes des sens sont destinés à nous faire connaître le monde extérieur.

Vous savez qu'il y a cinq sens : le toucher, l'odorat, le goût, la vue, l'ouïe.

Le Toucher

On peut dire que le toucher s'exerce par tout le corps ; tous nos organes sont plus ou moins sensibles. Son organe naturel et ordinaire est toutefois la peau.

La peau est le plus sensible de tous les organes, et, avant le chloroforme, on savait que la section de la peau était le moment le plus douloureux des opérations.

Toutes les parties de la peau ne sont pas également sensibles. Les lèvres, les doigts, le sont tout particulièrement.

Les doigts, par leur mobilité, servent, en outre, à nous faire distinguer la forme des objets.

L'homme, seul, a une main bien faite.

L'homme est, de tous les animaux, celui qui a le toucher le plus délicat.

La peau est formée de deux couches : une protectrice, l'épiderme, formé de *cellules* cornées superposées, ne recevant ni vaisseaux, ni nerfs ; insensible. — *(Fig. 41)*.

En dessous de l'épiderme est le derme, traversé par de nombreux capillaires, recevant un grand nombre de nerfs de sensibilité qui s'y terminent souvent par de petites nodosités. Le derme contient quelques fibres musculaires lisses. Au-dessous de la peau est une couche de tissus cellulaires contenant de la graisse.

A la peau sont annexés les *poils*, les cheveux, la barbe, formés d'une substance dont la composition chimique est celle de l'épiderme. Les poils sont inclus dans une petite cavité de la peau et s'y insèrent par une racine arrondie, le bulbe pileux.

A la peau sont aussi annexées deux espèces de glandes.

Les glandes sébacées annexées aux poils, secrètent un liquide gras qui lubrifie le poil. Elles forment un simple petit cul - de - sac, une petite bouteille, souvent une petite grappe.

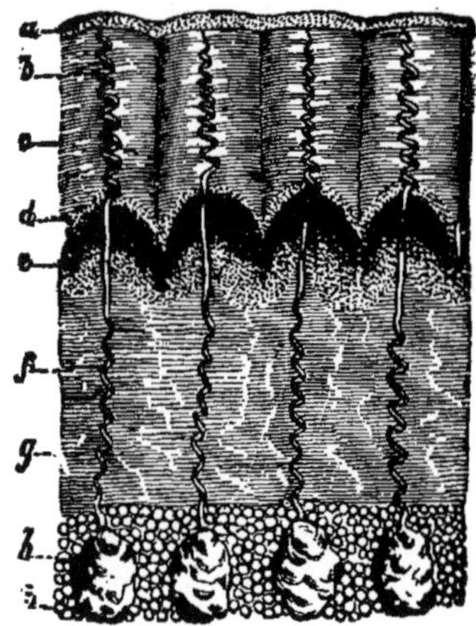

Figure 41.

Glandes sudorales. — Peau.

A. — Couche cornée de l'épiderme.
B, C. — Epiderme.
D, E. — Papilles du derme.
F. — Canal excréteur de la glande.
G. — Derme.
H. — Glonerule excréteur de la glande.

Quelquefois, l'orifice se bouche et alors le liquide sébacé s'amasse et s'épaissit dans la glande, où il se forme un kyste sébacé.

Les glandes de la sueur forment des tubes contournés en hélice ou en serpents, plus longs que les glandes sébacées ; nous avons vu leurs usages à propos de la chaleur animale.

La peau est presque imperméable, comme le cuir qui est la peau tannée des animaux.

Elle absorbe néanmoins, mais faiblement, les sels (poisons ou médicamenteux) contenus dans les bains, sur les compresses et surtout en frictions grasses.

Nous avons dit, dans la dernière leçon, que la sensibilité générale était multiple ; sensibilité tactile, sensibilité douloureuse, sensibilité au chaud et au froid ; que chacune de ces sensibilités avait des nerfs, des conducteurs, des centres spéciaux et pouvait être isolée ; qu'il en était de même de la sensibilité des muscles, des jointures, qui nous fait connaître nos mouvements et l'attitude de nos membres.

L'Odorat

L'odorat s'exerce par le nez et les fosses nasales, séparées au milieu en deux fosses nasales et cloisonnées sur les côtés par les cornets qui agrandissent la surface de la muqueuse qui les tapisse ; en arrière, elles communiquent largement avec le pharynx ; sur les côtés, avec des cellules intérieures des os frontaux et maxillaires supérieures.

L'odorat est muni d'un nerf spécial : l'olfactif. Dans sa partie crânienne, ce qu'on nomme le nerf olfactif, n'a pas la structure d'un nerf, mais d'un prolongement du cerveau. — *(Figure 42-1).*

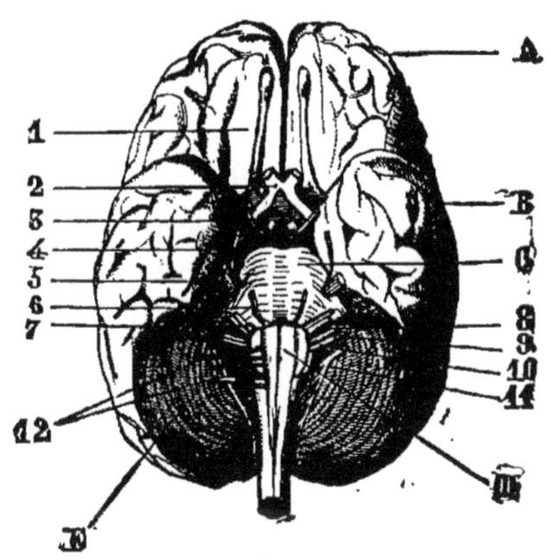

Figure 42.

Cerveau vu par sa face inférieure.

1. Nerf olfactif. — 2. Nerf optique. — 5. Trijumeau. — 7. Facial. — 8. Acoustique. — 10. Pneunogastrique.— A. Lobe inférieur du cerveau. — Lobe moyen. — Protubérance annulaire. — D. Bulbe. — E. Cervelet.

Chez les animaux à odorat très développé, tels que le chien et les carnivores, il ne présente pas l'aspect d'un nerf, mais d'un véritable *lobe* du cerveau ; ces animaux ont donc trois lobes cérébraux : le lobe droit, le lobe gauche et le lobe olfactif. Aussi ont-ils dans leur odorat un monde de sensations, dont nous ne nous faisons guère plus d'idée, qu'ils ne se font idée du monde de notre raison et de notre langage.

Le Goût

Le goût s'exerce par la langue, dont vous connaissez la forme. Sous la muqueuse qui la recouvre, sont logés des muscles très forts ; à la langue aboutissent trois sortes de nerfs : des nerfs moteurs aux muscles, des nerfs de sensibilité tactile et un nerf de sensibilité spéciale gustative. La muqueuse est tapissée de petites éminences qu'on appelle les papilles, et qui reçoivent les nerfs du goût.

Par une sorte de providence, les mauvais goûts, l'amer, l'acre, le salé, l'acide, sont perçus par la pointe de la langue, qui peut ainsi nous prévenir de bonne heure des aliments à rejeter ; les bons goûts, sucrés, doux, sont perçus surtout par le fond de la langue ; ce qui nous incite à avaler les bonnes choses.

Quant aux arômes des aliments, au fumet des viandes et au bouquet des vins, ils sont perçus par les narines qui forment comme la cheminée du goût !

La Vue

La vue s'exerce par l'œil.

L'œil est formé du globe oculaire contenu dans l'orbite et des annexes, par lesquelles nous commencerons.

Sans parler des sourcils, qui n'ont guère qu'une importance esthétique, l'œil est protégé par les paupières et l'appareil lacrymal. Le globe oculaire est mu par une série de muscles.

Les paupières, au nombre de deux pour chaque œil (trois chez les grands herbivores), sont des voiles musculo-cutanés, destinés à s'ouvrir pour laisser passer la lumière et à se fermer pour protéger l'œil contre les chocs et excès de lumière ; les cils complètent le rôle de protection contre l'excès de lumière ; les paupières sont munies de muscles pour se fermer, et la supérieure est bien plus mobile que l'inférieure.

La glande lacrymale *(Figure 43)* est contenue dans une petite fossette placée à la partie supérieure et externe de l'orbite ; de la forme et de la grosseur d'une très petite amande, elle se continue dans la paupière supérieure par un prolongement accessoire et s'ouvre à la surface de cette paupière par six ou huit petits caneaux.

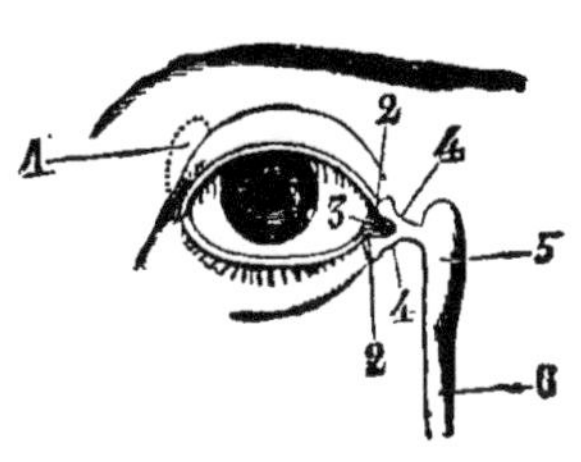

Figure 43.

1. — Glande lacrymale.
2. — Points lacrymaux.
4. — Conduits lacrymaux.
5. — Sac lacrymal.
6. — Canal lacrymal.

Les larmes ainsi secrétées lubrifient l'œil et ne coulent sur les joues que si elles sont par trop abondantes ; autrement, elles glissent entre le globe oculaire et la paupière inférieure et arrivent ainsi à l'angle interne de l'œil ; là, elles sont absorbées, pompées par deux petits pertuis, l'un à la paupière supérieure, l'autre à l'inférieure, appelés points lacrymaux, et par les conduits lacrymaux arrivent dans un petit réservoir le sac lacrymal, logé à la paroi interne de l'orbite. Les larmes sont enfin déversées dans le nez par le canal lacrymo-nasal.

Si un des points de cet appareil conducteur est obstrué, les larmes coulent à perpétuité sur les joues.

Le globe oculaire *(Figure 44)* contenu dans l'orbite, protégé en avant par les paupières, est soutenu en arrière par une pelote graisseuse. Relié au cerveau par le nerf optique *(Figure 42, 2)*, il est en outre entouré d'une série de muscles, qui, d'une part, s'attachent au fond de l'orbite, d'autre part sur son enveloppe externe et le meuvent dans tous les sens.

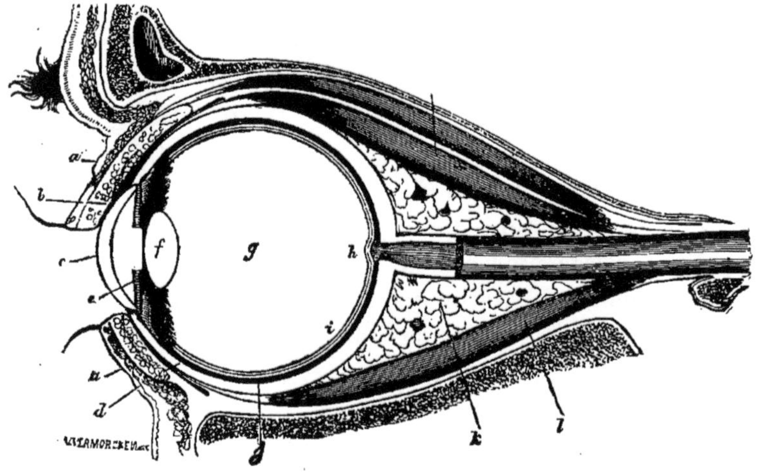

Figure 44.

A. Paupières. — C. Cornée. — E. Iris. — F. Cristallin. — G. Humeur vitrée. — H, I, J. Rétine. — K. Graisse de l'orbite. — L. Muscle moteur de l'œil (droit inférieur).

Il est bon de remarquer que les deux yeux se dirigent toujours en même temps à droite ou à gauche, en sorte que le moteur oculaire *externe droit* se contracte en même temps que le moteur oculaire *interne gauche*. Autrement les deux yeux regarderaient l'un à droite et l'autre à gauche.

Le globe de l'œil est l'organe essentiel de la vision.

On peut, je crois, pour la clarté, le diviser en deux parties, l'une antérieure (la chambre antérieure), l'autre postérieure (la chambre postérieure), séparées par une cloison très importante.

La partie antérieure est formée par la cornée transparente, arrondie, convexe, transparente comme un verre de montre, très sensible, mais ne contenant pas de vaisseaux. Dans la chambre antérieure, c'est-à-dire entre la cornée et la *cloison* est contenue l'*humeur aqueuse* liquide.

La partie postérieure est formée de trois membranes.

La *sclérotique*, membrane extérieure, fibreuse, blanchâtre, à laquelle s'insèrent les muscles moteurs de l'œil.

La *choroïde*, couche intermédiaire, formée de vaisseaux et recouverte d'un pigment noir, qui fait que tout le fond de l'œil est tapissé de noir, comme le fond des instruments d'optique.

Et enfin la *rétine*, couche intérieure, formée entièrement par l'expansion en membrane, des filets terminaux du nerf optique : c'est une couche nerveuse et sensible.

Dans la chambre postérieure, entre la *cloison* et la rétine, est contenue l'*humeur vitrée*, transparente et gélatineuse.

La cloison est formée : 1° en avant, par l'*iris*.

L'iris est une cloison perforée d'un trou rond ; c'est le diaphragme des instruments d'optique ; ce trou rond est la pupille qui ne paraît noire, que parce qu'à travers elle et tous les milieux transparents de l'œil, on voit le fond de l'œil, la choroïde, recouverte de son pigment noir.

L'iris forme la partie de l'œil colorée en brun, en bleu, ou en vert, suivant les personnes. Il contient dans son épaisseur des muscles lisses, les uns formant anneau, les autres simulant des rayons.

En se contractant, les premiers rétrécissent la pupille, les seconds l'agrandissent, et vous savez que la pupille se resserre lorsque l'œil est exposé à une vive lumière et s'élargit dans l'obscurité, de manière à laisser passer le plus de lumière possible. (Ce double phénomène est encore bien plus apparent chez les carnassiers nocturnes, les chats par exemple, dont la pupille en jour est réduite à une fente, et forme un gros trou lumineux dans l'obscurité).

Derrière l'iris est le *cristallin*. Le cristallin a la forme d'une lentille biconvexe, transparente. Il est relié à la choroïde par les *procès ciliaires*, musculaires et vasculaires, qui, comme nous le verrons, ont la propriété, en se glonflant, de faire saillir plus ou moins le cristallin et d'augmenter ou de diminuer sa convexité.

Si maintenant nous examinons l'œil d'arrière en avant, nous voyons qu'une fine aiguille, après avoir traversé l'ouverture des paupières, traverserait : 1° la cornée transparente, 2° l'humeur aqueuse, 3° la prunelle de l'iris, 4° le cristallin, 5° l'humeur vitrée, 6° les fibres nerveuses de la rétine, 7° la choroïde (noire), 8° la sclérotique. — *(Figure 44)*.

Un rayon lumineux suivrait le même chemin, en s'arrêtant aux couches nerveuses de la rétine qui subissent la sensation lumineuse et, par le nerf optique, la transmettent au cerveau.

L'œil ainsi constitué, représente au physicien et au physiologiste, une petite chambre noire, un petit appareil de photographie. L'iris est le diaphragme ; le cristallin est la lentille que traversent les rayons lumineux ; la rétine le foyer, la plaque sensible, sur laquelle se dessine l'image renversée de l'objet.—*(Figures 45, 46)*.

Dans une chambre noire, comme l'appareil photographique, si, au lieu d'une lentille de verre biconvexe, nous mettions un simple petit trou, très petit, l'image lumineuse se formerait néanmoins sur l'écran, mais infiniment moins nette et moins éclairée.

En revanche, elle se formerait quelle que soit la distance de l'objet. Avec la lentille, elle ne se forme qu'à une condition : c'est que l'objet soit *au point*, c'est-à-dire à une distance voulue. Donc, avec l'appareil photographique il faut soit mettre l'objet *au point*, en l'approchant ou l'éloignant de l'appareil, soit mettre la lentille *au point* en l'approchant ou l'éloignant de l'écran.

Avec votre œil, vous savez très bien que votre lentille, votre cristallin, ne peut guère se rapprocher ou s'éloigner

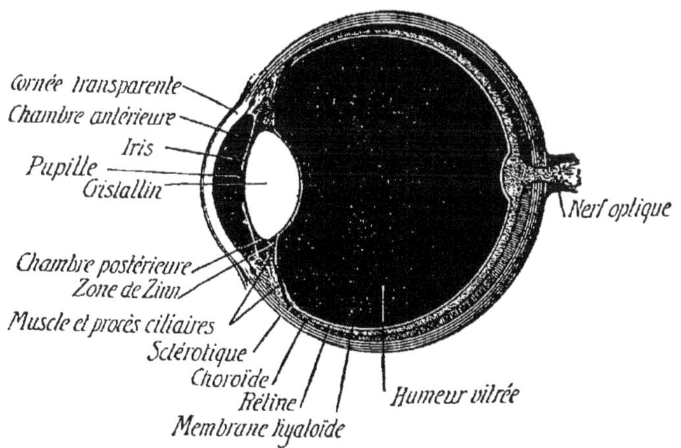

Figure 45.

de la rétine. La nature emploie alors un autre artifice, c'est de modifier la forme et la courbure du cristallin.

Si on fixe un objet rapproché, les *procès ciliaires* se contractent, appuient sur le cristallin et le font bomber ; l'image se forme alors sur la rétine ; si on fixe un objet éloigné, le cristallin s'aplatit et l'objet éloigné forme encore son image sur la rétine.

C'est ce qu'on appelle l'accommodation aux distances.

Notre œil, nos yeux, ne peuvent donc fixer à la fois et voir nettement deux objets différemment éloignés. Vous pouvez essayer ; l'un des deux est vu *trouble*, si on le regarde avec un seul œil, vu *double* si on le regarde avec les deux yeux.

L'accommodation ne se fait pas également bien chez tout le monde. Normalement, notre œil est constitué pour voir à l'infini (les étoiles), sans aucun travail d'accommodation.

Si l'image se fait *en avant* du fond de l'œil, c'est que la lentille est trop forte, trop convexe : on est myope ; on corrige cette infirmité par un verre biconcave, rapetissant.

Si l'image de l'infini se fait *au delà* de la rétine, la lentille est trop faible, trop aplatie : on est hypermétrope ; on corrige cette infirmité par un verre biconvexe grossissant. — *(Figure 46)*.

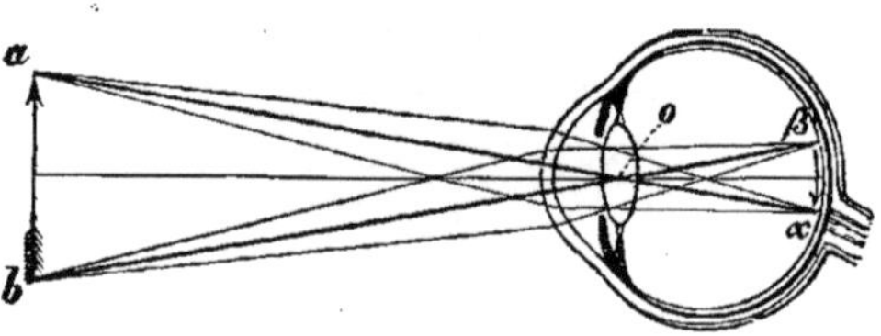

Figure 46.

Si on a perdu le pouvoir d'accommodation, de manière à ne pas pouvoir faire *bomber* le cristallin pour les petites distances, on est presbyte.

Enfin, l'astigmate a un cristallin à courbure irrégulière. Ainsi, je suppose, un objet vertical sera visible parce que la courbure du cristallin est normale dans le sens vertical ; il sera vu trouble s'il est horizontal, la courbure du cristallin étant exagérée ou insuffisante dans le sens horizontal. A l'astigmate, il faudra un verre spécial.

L'Ouïe

L'oreille est l'organe de l'ouïe. L'oreille est divisée en trois parties : l'oreille externe, l'oreille moyenne, l'oreille interne.

L'oreille externe est formée elle-même du pavillon, que vous connaissez bien, et du conduit auditif externe, cartilagineux dans sa première partie, creusé dans le rocher dans sa seconde partie. Taillé un peu en spirale, il se termine par une petite membrane obliquement dirigée : le tympan. — *(Figure 47)*.

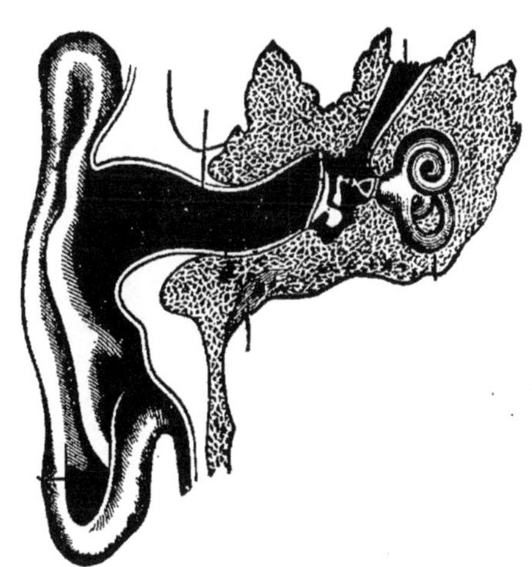

Figure 47.

L'oreille moyenne s'appelle encore caisse du tympan. Creusée dans le rocher, elle contient toute cette petite cavité limitée d'une part par le tympan, et de l'autre par les parois membraneuses et osseuses de l'oreille interne.

Le tympan est une petite membrane sèche, mince, tendue comme un tambour. Il reçoit et transmet les vibrations sonores. Il est loin, toutefois, d'être nécessaire à l'audition et peut être perforé presque sans qu'on s'en aperçoive.

Le caisse du tympan est traversée par une chaîne de quatre petits os, reliés ensemble par des articulations et de petits muscles qui les tendent plus ou moins. Ces quatre osselets ont reçu les noms caractéristiques de marteau, enclume, os lenticulaire et étrier.

Le manche du marteau s'appuie sur le tympan et le pied de l'étrier vient à l'autre extrémité de la caisse s'appuyer sur la membrane qui ferme la fenêtre ovale et sépare la caisse du tympan de l'oreille interne.

Cette chaîne d'osselets contribue ainsi à transmettre les vibrations.

Par ses parois, la caisse du tympan est en communication avec les cellules de l'apophyse mastoïde. En cas d'abcès de la caisse, le pus peut donc se répandre dans

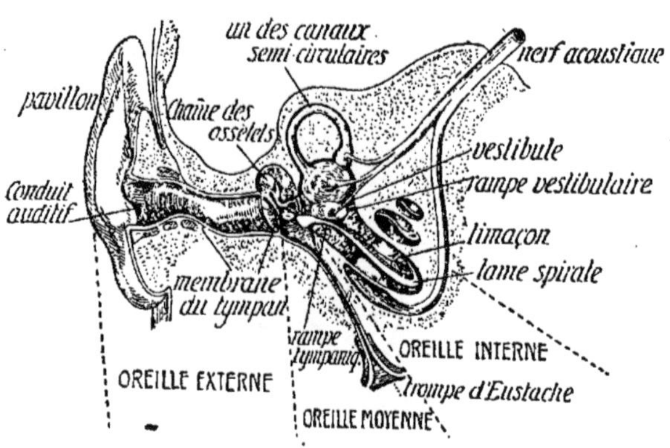

Figure 48.

l'apophyse mastoïde ; il pourrait ainsi gagner les méninges si on ne lui donnait jour par la trépanation de la mastoïde.

Enfin, la caisse du tympan communique avec le pharynx par la trompe d'Eustache. Grâce à elle, l'air contenu dans la bouche, ou mieux l'air extérieur et l'air de la caisse restent à la même pression.

Si la trompe est bouchée, alors d'une part, tout amas accidentel fait dans la caisse n'a plus d'issue naturelle ; d'autre part, l'air de la caisse cesse rapidement d'être à la pression extérieure. Il s'ensuit des bourdonnements d'oreille et de la surdité.

A la paroi interne de la caisse on voit deux petits trous, fermés par une membrane, et qui séparent l'oreille moyenne de l'oreille interne : ce sont la fenêtre ronde et la fenêtre ovale. — *(Figure 48)*.

L'oreille interne est aussi nommée labyrinthe ; elle est formée d'une série de conduits creusés dans le rocher et tapissés d'une muqueuse ; ces conduits forment le vestibule, les canaux semi-circulaires et le limaçon.

Ils contiennent un liquide à peine gélatineux, et sur leur muqueuse se distribuent les ramifications du nerf acoustique.

C'est à ces filets nerveux qu'aboutissent les vibrations sonores recueillies par l'oreille externe, transmises à travers la caisse du tympan aux membranes de la fenêtre ronde et de la fenêtre ovale et au liquide des canaux labyrinthiques.

La Voix. — Le Larynx

Les cinq sens nous fout connaître le monde extérieur ; la voix et la parole nous font connaitre au monde et spécialement aux autres hommes.

On peut dire que la parole est produite par un soufflet : le poumon ; par un instrument de musique, un organe vocal où se forme le son au passage de l'air : le larynx ; par un organe de renforcement et de transformation des sons : la bouche et les fosses nasales ; et enfin par un organe d'articulation des mots : la langue, le palais, les lèvres, etc. — *(Figure 49)*.

Nous connaissons suffisamment le poumon.

Au moment où nous voulons parler, chanter, articuler un son, nous faisons une expiration lente et forte (ordinairement précédée d'une forte inspiration).

Le courant d'air sort donc par la trachée et traverse le larynx.

Le larynx est formé d'une série de cartilages légèrement mobiles les uns sur les autres et de quatre replis musculo-membraneux, deux à droite et deux à gauche, formant les quatre cordes vocales.

Les cordes vocales inférieures, plus petites, moins saillantes, n'ont que peu d'importance chez l'homme.

Les cordes vocales supérieures sont plus saillantes et plus mobiles. Elles limitent entre elles une fente plus ou moins large suivant les personnes

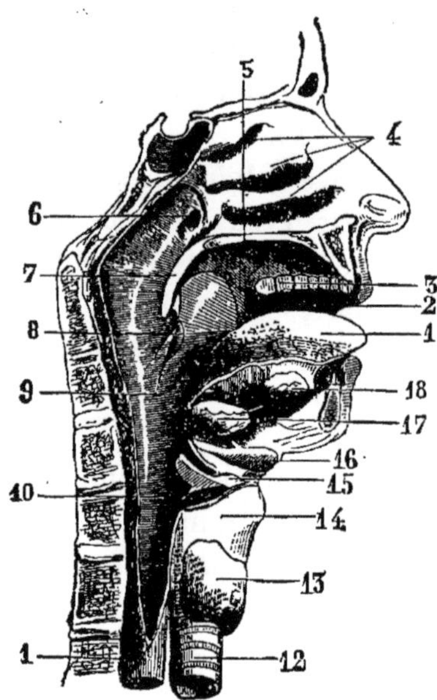

Figure 49.

Coupe des fosses nasales, de la bouche et du pharynx

1. Langue. — 2. Intérieur de la bouche. — 3. Dents. — 4. Cornet des fosses nasales. — 5. Voûte du palais. — 6. Orifice de la trompe d'Eustache. — 7. Voile du palais. — 8. L'une des deux amygdales. — 9. Pharynx. — 10. Entrée du larynx. — 11. Œsophage. 12. Trachée. — 13. Larynx recouvert du corps tyroïde. — 14. Larnynx. — 15. Epiglotte. — 16. Os hyoïde. — 17. Glande salivaire sous-maxillaire. — 18. Glande sublinguale.

et suivant les moments, appelée la glotte.

Les cordes vocales sont formées par un repli antéro-postérieur de la muqueuse du larynx.

Dans l'intérieur de ce repli sont logés de nombreux petits muscles, auxquels se rendent des nerfs.

L'un de ces muscles, en se contractant, *élargit* la glotte. Les autres muscles, au contraire, la rétrécissent ; de la forme triangulaire qu'elle a au repos ou lorsqu'elle est élargie, la glotte devient comme une boutonnière. En même temps les cordes vocales se tendent, deviennent rigides.

On s'est demandé si le larynx fonctionnait comme un instrument à vent, comme un *sifflet,* l'air chassé par le poumon sortant par la fente glottique et vibrant comme à travers la fente d'un sifflet ; — ou si le larynx était un instrument à cordes ou à anche ; les cordes vocales tendues, vibrant sous le passage de l'air comme les cordes d'un piano ou l'anche d'un orgue.

Le larynx tient de tous ces instruments, et, à coup sûr, le son devient, comme dans un instrument à cordes, plus *aigu* lorsque les cordes vocales se *racourcissent* et se tendent.

Les organes placés au-dessus du larynx, pharynx, fosses nasales, bouche, renforcent le son comme le pavillon d'un clairon et en modifient la tonalité.

On sait que le son n'est pas le même suivant qu'il sort ou non par le nez.

La langue sert à l'articulation des mots. Elle modifie les sons, en s'appuyant sur le palais, sur les dents, sur sur le fond de la bouche, etc.

La langue a donc un triple rôle physiologique, rôle digestif pour brasser le bol alimentaire, rôle gustatif et rôle phonateur. Elle n'apporte toutefois qu'un perfectionnement à la prononciation et on peut sans elle articuler les mots de manière à se faire à peu près comprendre

DEUXIÈME PARTIE

ÉLÉMENTS de BACTÉRIOLOGIE

NEUVIÈME CONFÉRENCE

Les Microbes

Lorsqu'on abandonne à l'air libre un liquide organique sucré, du moût de raisin, du jus de pomme, on ne tarde pas à voir s'y développer un bouillonnement, une sorte d'ébullition. Le liquide fermente.

Résultat chimique, découvert par notre grand chimiste Lavoisier : Le sucre (glucose ou raisin de fruits) s'est transformé en alcool et en acide carbonique. Au lieu d'une solution sucrée, on a une solution plus ou moins alcoolique : le vin, le cidre.

On obtient la bière par une fermentation analogue, en ajoutant la levure de bière à une solution d'orge germé, aromatisée de houblon.

En 1837, un physicien français, Cagnard de Latour, reconnut que la levure de bière était composée de petits organismes microscopiques, en forme de globules, se multipliant par bourgeonnement, et qu'on a appelé depuis Saccharomices Cerevisiœ. C'est là le premier microbe connu.

Les ferments du vin, du cidre, sont de petits organismes analogues.

Le nom de microbe n'est du reste que très postérieur.

On discuta longtemps la question de savoir si tous ces organismes microscopiques appartenaient au règne végétal ou au règne animal, et méritaient le nom de Microphites (petits végétaux) ou de Microzoaires (petits animaux).

Après une discussion académique qui menaçait de s'éterniser, le chirurgien Sédillot (1878) proposa de les appeler microbes, (petits êtres vivants) ce qui contentait tout le monde.

Il est reconnu aujourd'hui que les microbes sont des végétaux, voisins des champignons, mais rentrant dàns la classe des Algues.

Ce nom de microbe et de microbiologie, pour désigner la science des microbes, était trop bien fait pour durer.

La science des microbes, en effet, après être née en France, a passé le Rhin ; et les Allemands, pour se l'approprier, ont commencé par la débaptiser.

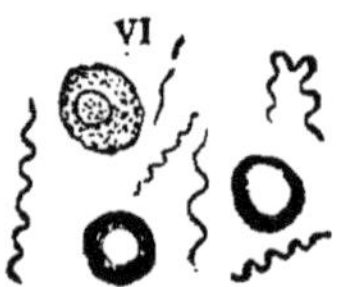

Figure 50.
Globules du sang
et Microbes en spirales

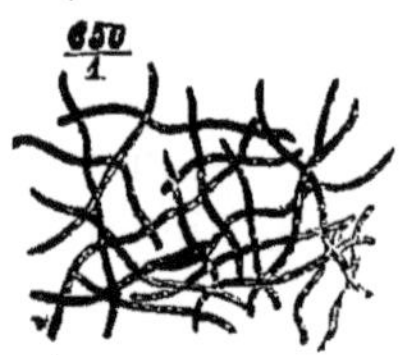

Figure 51.
Microbes enchevêtrés

Sous prétexte que beaucoup de microbes sont en forme de petits bâtons, et appartiennent aux classes des Bacilles et des bactéries, employant le nom de la partie pour celui du tout, on n'a parlé que de bacilles et de bactériologie.

Les Français ont cru plus savant d'adopter la dénomination allemande, et aujourd'hui on serait traité de réactionnaire et de nationaliste en parlant encore de Microbes !! — *(Figure 50 et 51).*

Quoiqu'il en soit, nous disions donc que Cagnard de Latour avait attribué la fermentation alcoolique aux organismes de la levure et avait cru que la transformation du glucose en alcool, était un effet de la vie de ces organismes, qui se nourrissent de sucre et le transforment, comme nous transformons nos aliments, avec résidu d'acide carbonique.

Cette idée n'eut aucun succès. Entraînés par la haute autorité du chimiste Viennois, Liebig, on continua à considérer la fermentation comme un phénomène, non de vie, mais au contraire de décomposition de la matière morte; les cellules de levure n'étant elles-mêmes que des organismes en décomposition, dont l'altération cadavérique entraînait la décomposition rapide du liquide de la cuvée.

Enfin, Pasteur, avec sa précision ordinaire, démontra que la fermentation :

1° N'était pas un phénomène de décomposition cadavérique de matière *organique* sucrée, par la raison qu'on pouvait l'obtenir en semant de la levure sur un liquide complètement *minéral, inorganique*, n'ayant jamais eu la vie et n'ayant jamais appartenu à aucun être vivant; contenant du sucre cristallisé (sucre candi) quelques phosphates et quelque nitrates ;

2° Qu'elle n'était pas due à la décomposition cadavérique des cellules de levure, par la raison que ces organismes, au lieu de disparaître dans la fermentation, *faisaient des petits*, étaient plus forts et plus nombreux, et d'un poids total supérieur à la fin qu'au commencement.

Et ce qui est vrai de la fermentation alcoolique est vrai des autres fermentations (ce n'est pas du reste par la fermentation alcoolique, mais par la fermentation lactique qu'avait débuté Pasteur).

La fermentation du vinaigre est une autre fermentation dans laquelle l'alcool contenu dans le vin ou le cidre, est transformé en vinaigre (et un peu d'eau) grâce à un autre petit microbe formé de petits globules en chapelets (*micoderma aceti*).

La coagulation de lait, la décomposition du sucre de lait en *acide lactique*, contenu dans le petit lait, et coagulant le lait comme font tous les acides, est encore une fermentation ; la première étudiée par Pasteur.

Le lait caillé peut encore subir une fermentation (fermentation butyrique) et devenir du fromage.

Le pain lui-même ne lève que grâce à un ferment ; le levain, qui décompose l'amidon, donne un peu d'alcool et d'*acide carbonique*, qui boursoufle la mie.

Une objection se posait à la théorie de Pasteur.

Si pour faire fermenter la bière ou une solution de sucre de canne, ou encore le pain, on a besoin d'ajouter un ferment ; les solutions *naturelles* de glucose, le moût de raisin, le jus de pomme, fermentent directement et sans qu'on leur apporte rien.

Le ferment, disait Liebig, est donc engendré par la matière organisée en décomposition. Si c'est un organisme, c'est donc une *génération spontanée*.

A vrai dire, lorsqu'on regarde un *rayon de soleil* filtrer à travers une fente, on y découvre assez de fines poussières (sans compter toutes celles beaucoup plus fines qu'on n'y découvre pas) pour penser que quelques-unes peuvent être des ferments. Mais il n'y a pas besoin d'aller chercher si loin ; le ferment du vin, du cidre, est déposé pendant toute la maturation sur la peau du fruit.

Toutefois, est-il apparu spontanément sur cette pellicule, ou y a-t-il été apporté ?

C'est alors que Pasteur fit voir qu'il y était apporté.

Passant des fermentations dont je vous ai parlé *aux putréfactions*, qui ne sont aussi que des fermentations dues à des microbes, il fit voir que les liquides les plus fermentescibles (solutions organiques sucrées), les plus putrescibles (infusions de foin qui se peuplent si vite de toute une faune et une flore d'algues), urines, sérum du sang, pouvaient être mis à l'abri de toute décomposition, même en présence de l'air, si :

1° On fait disparaître par la chaleur (de 120° à 200°) tous les microbes qu'ils peuvent contenir et que peuvent contenir les vases qui renferment ces liquides ; 2° Si on empêche les microbes extérieurs d'arriver au contact de ces liquides.

Et on les en empêche par un des procédés suivants : *A)* en soudant à la lampe le bec effilé de l'éprouvette qui contient le liquide ; alors, l'air extérieur n'arrive plus au liquide ; *B)* en laissant l'air se renouveler à la surface du liquide, mais en ne laissant entrer que de l'air *stérilisé* par un chauffage le long du tube d'entrée de l'air ; *C)* plus simplement en filtrant l'air par une bourre de coton qui arrête les microbes ; *D)* enfin, tout simplement en recourbant le bec effilé de l'éprouvette en forme d'U, en sorte que les microbes s'arrêtent au fond de l'U, et ne remontent pas jusqu'au liquide.

Du reste, dans ces deux derniers cas, après avoir conservé des mois un liquide à l'abri de la putréfaction, il suffira de le secouer dans l'éprouvette, de manière qu'il aille *laver* la bourre de coton ou la branche infé-rieure de l'U, où sont tous les microbes, pour que le liquide entre en putréfaction ou en fermentation.

Nous savons donc maintenant que les fermentations, les putréfactions, les décompositions sont dues à des microbes ; que ces microbes ne naissent pas spontané-ment au sein du liquide ou de l'organisme en décompo-sition, mais sont apportés du dehors. Ils sont apportés par tout ce qui peut les toucher. L'air d'abord, comme nous l'avons dit, si riche en poussières.

Heureusement, la plupart des poussières microscopi-ques qui voltigent dans l'air sont minérales. Parmi celles qui appartiennent au règne végétal ou au règne animal, la plupart sont mortes. D'après Duclaux, il n'y a pas plus d'un grain de poussière sur dix qui puisse vivre et se cultiver.

L'air est relativement páuvre en microbes, et d'une pauvreté très variable, selon les lieux.

L'air de la mer, à 100 mètres des côtes, par mètre cube, en contient.................. 0
A moins de 100........................ 1 à 2
Sur les hautes montagnes .... 1 à 3
A Paris, sommet du Panthéon......... 200
Parc Montsouris...................... 500
Rue de Rivoli 3.500
Maisons neuves de Paris 4.500
Egouts de Paris...................... 6.000
Vieilles maisons de Paris 36.000
Hôtel-Dieu 40.000
Hôpital de la Pitié................... 80.000

Ce n'est rien en comparaison de l'eau qui contient, non plus par mètre cube mais par litre :

Vapeur d'eau cond. de l'atmosphère.... 900 microbes
Eau de pluie......................... 64.000   »
Eau de Seine en avant de Paris .... 4.800.000   »
Eau de Seine en aval de Paris .... 12.800.000 »
Eau putréfiée........................ 80 milliards et plus

L'eau de source prise sous terre, l'eau de mer à une grande profondeur, ne contiennent pas de microbes.

Ainsi l'eau contient, par centimètre cube :

Parfaitement pure.............. 6 à   10 microbes
Très pure..................... 10 à   100   »
Assez pure .... 100 à   1.000   »
Médiocre...................... 1.000 à 10.000   »
Impure........................ 10.000 à 100.000 »
Très impure au-dessus de......... 100.000.000   »

L'eau, la plus pure d'ailleurs, l'eau bouillie même, ne reste pas longtemps *aseptique* ; pendant environ un jour cela va bien ; les microbes n'augmentent pas ; passé ce temps, ils pullulent. Une eau qui, 24 heures après l'ébullition, contenait 330 microbes *par litre*, en contient 134.000 après 48 heures.

Dans le sang, selon Davaine (et ce calcul est reproduit dans le *Supplément au Manuel de la Garde-Malade*, par M. le chanoine Grenet), une bactérie charbonneuse introduite en a produit 2 en 24 heures, 16 millions en 48 heures, 142 milliards en 74 heures.

A moins, faudrait-il ajouter, que la première ou les premières bactéries ne soient mortes de suite dans un organisme résistant !

Les microbes ont donc la faculté de proliférer avec une excessive rapidité.

Comme les animaux inférieurs (vers de terre, polypes), comme les végétaux qui se multiplient par *bouture* et par *graine*, les microbes ont deux manières de se multiplier : 1° Par division ; un microbe se coupe en deux, chaque partie encore en deux, etc. ; 2° Ou par des graines qu'on appelle *spores*, comme les spores des champignons et des algues.

Les spores, ces petites graines de microbes, plus petites encore que les microbes, sont infiniment plus résistantes que les microbes.

Les froids les plus intenses, l'air liquide même, les engourdissent, arrêtent leur croissance et leur prolification mais ne les tuent pas. Au dégel, ils revivent et repullulent.

Il en est de même de la chaleur de l'ébullition, et même à 120°, chaleur qui tue en une demi-heure tous les microbes adultes. Il faut 150° pour *espérer* être débarrassé des spores.

On a prétendu en retrouver de vivantes même dans

les craies des terrains crétacés ; endormies là depuis des milliers d'années avant la création de l'homme !!

Comme tous les êtres vivants, les microbes ont donc la faculté de se développer et d'engendrer.

Comme nous, ils se nourrissent, ils secrètent, ils *respirent*.

La fermentation, la fermentation alcoolique notamment, qui transforme le sucre en alcool, peut servir d'exemple à la vie du microbe et à l'exercice de ces trois fonctions capitales : nutrition ou digestion, sécrétion, respiration.

Nous avons dit, en effet, que la cellule de levure transforme le sucre en alcool et en *acide carbonique*. Il semble donc qu'elle digère le sucre, qu'elle secrète l'alcool (comme nous l'urée et autres produits d'excrétion) et expire l'acide carbonique.

Il y a toutefois une différence capitale.

Certains microbes, en particulier la levure de bière et tous les ferments alcooliques, exécutent leur travail *sans air*, à l'abri de l'air, et d'autant mieux qu'on leur fournit moins d'air et d'*oxygène*. On les appelle *anaërobies* (*ana-sans-aer air*). D'autres microbes ont besoin d'air, exemple : le microbe du vinaigre. Il se développe comme une pellicule à la surface du vin en train d'aigrir. Si on l'enfonce au fond du liquide, la fermentation s'arrête. On appelle ces microbes *aérobies*. D'autres enfin peuvent vivre des deux façons ; on les nomme indifférents. Ils sont en réalité plus ou moins indifférents, et ne vivent pas de la même façon à l'air et sans air.

La levure de bière, qui a besoin de reprendre l'air de temps en temps, sans quoi elle vieillit et meurt, vit à l'air et se multiplie ; mais ne fait fermenter le moût de bière, n'agit comme ferment qu'à l'abri de l'air ; et toute fermentation alcoolique et anaërobie. Le microbe de la septicémie, au contraire, *meurt* au contact de l'oxygène libre.

En réalité, la différence est plus apparente que réelle. Aucun être vivant, ni *animal*, ni *végétal*, ni *microbe* ne peut se passer d'oxygène. Mais, tandis que les animaux puisent leur oxygène dans l'air, les ferments alcooliques l'extraient en décomposant le sucre; le microbe de la septicémie en décomposant les albumines. L'oxygène libre le tue ; l'oxygène combiné lui est nécessaire.

Nous disons que les microbes, comme les animaux, *secrètent* certains poisons : celui des ferments alcooliques s'appelle l'alcool ; ceux des microbes des maladies sont assez inconnus dans leur nature, mais malheureusement très connus dans leurs effets ; on les appelle *toxines*.

La fermentation, la décomposition du sucre, les maladies microbiennes sont-elles un résultat direct de la vie du microbe? On l'a cru dans la première ferveur de la théorie naissante, et ce fut l'avis de Pasteur. Cependant, Berthelot a montré que la fermentation est un produit *indirect* du ferment et un produit *direct* de ses secrétions ; avec les toxines engendrées par les levures, on provoque la fermentation *sans ferments vivants*. Il en est de même des maladies, je dis des maladies microbiennes. Après les avoir attribuées à la vie des microbes qui lutteraient pour l'existence, pour la consommation de l'oxygène (et du glucose) avec les globules du sang et les cellules de l'organisme, on en est venu à les attribuer presque uniquement aux toxines secrétées par les microbes ; et on peut expérimentalement reproduire une maladie en injectant les toxines à doses suffisamment répétées (la maladie toutefois ainsi produite cesse d'être contagieuse, puisqu'elle ne contient pas l'élément de contagion, le microbe).

Toute fermentation, au bout d'un certain temps, s'arrête d'elle-même. Nous en dirons autant de la plupart des maladies à microbes, fluxion de poitrine, variole, rougeole, scarlatine. A quoi est dû cet arrêt, et pour plus de précision et de simplicité, l'arrêt de la fermentation alcoolique ?

Cette fermentation détruit le sucre, produit de l'alcool ; l'arrêt est-il dû au manque de sucre ou à l'excès d'alcool ?

Pasteur a d'abord admis la première explication. Il croyait que la fermentation s'arrêtait lorsque le moût ne contenait plus de sucre ou que le sucre était trop dilué.

De fait, en ajoutant du sucre, la fermentation reprend.

Mais d'autre part, si, sans ajouter de sucre, on enlève de l'alcool, la fermentation reprend également. La fermentation tient si peu uniquement à la diluation du sucre, que si on le dilue encore plus en ajoutant encore de l'eau, la fermentation reprend, parce qu'on a en même temps dilué l'alcool.

C'est donc surtout l'excès d'alcool qui arrête la fermentation.

Règle générale : tout être vivant, tout microbe en particulier, engendre des produits de sécrétion qui lui sont toxiques, au sein desquels il ne peut vivre.

Nous fabriquons l'urée et l'acide carbonique qui, s'ils ne sont éliminés, amènent l'urémie et l'asphyxie ; les fermentations s'arrêtent de même par leurs propres produits de fermentation.

Si, dans un bouillon de culture d'un microbe de maladie, lorsque la culture cesse de pulluler, on ajoute de l'eau, la culture reprend.

Il en est de même dans l'organisme. Les microbes des maladies engendrent des produits qui leur sont contraires ; aussi (nous le verrons plus en détail dans notre prochaine leçon) a-t-on pu injecter à des animaux sains, soit les produits de culture artificielle des microbes des maladies, soit le sérum du sang d'animaux convalescents. On injecte ainsi un liquide où a vécu, où s'est

développé le microbe ; où il a versé ses produits de
sécrétions qui l'empoisonnent lui-même ; un liquide, en
un mot, où le microbe ne peut plus se développer.
L'animal auquel on a fait cette injection devient réfractaire au microbe en question, son sang devient un mauvais milieu de culture pour ce microbe ; l'animal qui
reçoit l'injection est vacciné pour plus ou moins de temps.

C'est que tout microbe ne vit pas, ne se développe pas
indifféremment dans tous les milieux, nous disons dans
tous les terrains. La parabole du semeur est toujours
vraie. Tantôt la semence, le microbe, tombe dans un
bon terrain, tantôt dans un mauvais ou un médiocre,
dans lequel elle se développe peu ou point.

La première école de Pasteur a attaché toute son attention au microbe et n'a considéré que lui ; on en
revient aujourd'hui à faire plus d'attention au terrain, à
l'organisme lorsqu'il s'agit des malades.

En effet, les microbes sont généralement très susceptibles et très délicats dans leurs goûts. La moindre des
choses les tue et trouble leur évolution.

Voici, par exemple, le liquide dit de *Raulin* qui est le
meilleur milieu de culture pour l'*Aspergilus Niger*. Il
contient onze substances. Dans un litre et demi d'eau,
le *carbonate de potasse* y est représenté par 0,60 centigrammes. Supprimez ces 0,60 centigrammes de potasse
et la récolte devient 25 fois plus faible.

Le sulfate de zinc entre pour 0,07 centigrammes.
Supprimez-le, la récolte est réduite au dixième.

En revanche, si vous ajoutez la moindre parcelle
d'argent, si même vous mettez le liquide dans un vase
d'argent, la culture s'arrête net.

Cette susceptibilité des microbes est très consolante,
et nous fait espérer de les détruire facilement, même
dans le sein de l'organisme.

De plus, sans tuer les microbes, on peut leur nuire ou

changer leur manière de vivre. Nous avons déjà dit que l'oxygène et l'air, sans tuer le ferment de la levure de bière, l'empêchent de vivre en ferment.

Ainsi, dans tel bouillon de culture, ou dans tel milieu le microbe se développe ; dans tel autre il se développe bien, mais n'engendre pas de *spores* ; dans un troisième il perdra son pouvoir d'engendrer de la matière colorante, ou d'être lumineux dans l'obscurité comme sont les êtres phosphrescents ; dans un quatrième il cessera seulement de sécréter des toxines et d'être cause de maladie, et c'est pour nous le plus pressé.

Ces deux dernières propriétés, les propriétés lumineuses et *pathogènes*, sont en effet très délicates ; et sous une faible influence, tel microbe est, ou n'est pas, pathogène.

Nous portons tous, dit-on, dans la bouche, le microbe de la fluxion de poitrine.

Il devient *pathogène* lorsque l'organisme a subi un *refroidissement* ou quelque autre cause débilitante.

Les oiseaux sont réfractaires *au charbon.* Or la température normale de l'oiseau est voisine de 40 degrés. Pasteur a refroidi une poule, en lui tenant les pattes dans l'eau froide, et le bacille du charbon lui a été inoculé avec succès.

Vous voilà à même, mes Sœurs, de vous faire une idée des maladies. On peut dire qu'il y en a de deux sortes : 1º les lésions des organes, lésions du cœur, du poumon, du tube digestif, du cerveau. C'était les trois quarts de la pathologie de notre jeunesse. Cela restera la chose capitale et précise ; et par la connaissance que vous avez prise des organes et de leurs fonctions, vous avez appris à apprécier la gravité de leurs lésions.

2º Les intoxications qui sont de trois sortes : *A)* Les poisons que l'on absorbe en nature : plomb, arsenic, phosphore, mercure, alcool, oxyde de carbone.

B) Les auto-intoxications; poisons que fabrique incessemment notre organisme et dont le rein et les autres organes sécréteurs doivent nous débarrasser.

C) Intoxications par les toxines des microbes.

Les microbes, d'ailleurs, se fixent souvent sur tel ou tel organe et amènent une lésion locale : angine, croup, bronchite, pneumonie, appendicite, abcès et suppuration. De plus, par les toxines, ils engendrent les *fièvres*, les infections de toute espèce.

Nous verrons, dans notre prochaine leçon, la façon dont notre organisme lutte contre les microbes, pour les empêcher de pénétrer, pour les éliminer, pour se préserver de leur retour. Pour le moment, disons qu'en dehors de l'examen direct des microbes dans le sang, dans les plaies, dans les crachats, dans l'organisme, dans les selles, dans la nature en un mot, on peut les *cultiver* dans un milieu artificiel, les faire pousser et ordinairement se développer plus qu'à leur état naturel.

On les cultive, tantôt dans des bouillons liquides, bouillon de poule ou de bœuf, solutions artificielles, etc., sucrées, peptonisées, etc., tantôt sur des milieux solides ou gélatineux, tranches de pommes de terre, gélatine, sérum coagulé, etc., où ils forment alors comme des taches de moisissures, dont la forme, la couleur, le temps que ces taches mettent à se développer est caractéristique pour chaque espèce. C'est ainsi que le microbe de la diphtérie, ensemencé sur sérum coagulé, pousse le premier de tous après 16 heures. A ce moment, les cultures sont presque pures, les microbes qui se trouvaient mêlés aux bacilles diphtériques n'ayant pas encore pullulé.

Il faut aussi, pour les cultiver, non seulement les ensemencer, mais leur fournir, *à l'étuve,* la température et l'humidité convenables.

Une température d'environ 39° est en général la plus favorable, et chaque microbe a ses préférences.

Enfin, pour lès étudier au microscope, il faut les colorer. Certains microbes absorbent certaines substances colorantes que d'autres n'absorbent pas ; les premiers se trouvant seuls colorés sont aussi seuls visibles au microscope. Cette condition favorise beaucoup l'étude des microbes. C'est ainsi que vous allez voir le bacille de la diphtérie coloré en bleu et celui de la tuberculose en rouge.

Terminons par une classification des microbes et une courte description de l'aspect des plus importants. Vous aurez là à voir plus qu'à entendre.

Les uns se présentent sous forme de cellules rondes, d'environ 1/1000 de millimètre de diamètre. Ce sont les *cocus* et *micrococus* ; rarement isolés, plus souvent unis deux à deux (diplocoques) ou en chapelets, ou chaînettes.

Tels sont les staphilocoques du pus, le steptocoque de l'érysipèle, strectocopes de l'infection purulente et puerpérale. Réunis à trois ou quatre et enveloppés dans une capsule : pneumocoque de la fluxion de poitrine. — *(Figure 52)*.

Un second groupe est en forme de petits bâtons.

Bâtons courts ou bactéries. Bactérie du colon.

Bâtons plus longs, bacilles.

Bacille de la tuberculose ou bacille de Kock.

Bacille de la fièvre typhoïde ou bacille d'Eberth. — *(Figure 53)*.

Bacille du tétanos.

Bacille de la diphtérie. — *(Figure 54)*.

Recourbés en virgule, bacille en virgule du choléra. — *(Figure 55)*.

Un troisième groupe est formé de petits serpentins. Spiriles, vibrions, *vibrion septique*, etc. — *(Figure 56)*.

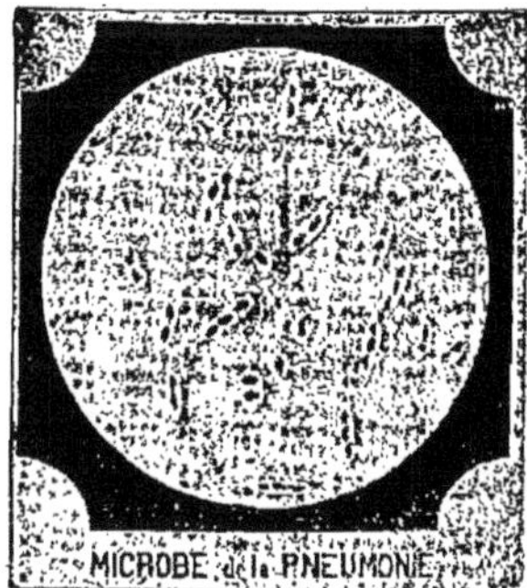

Figure 52.

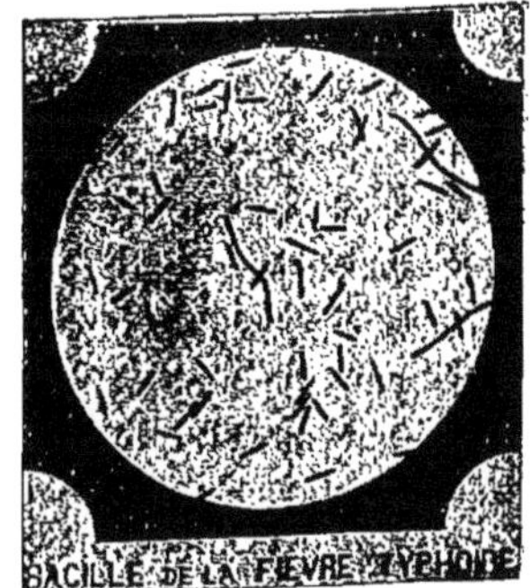

Figure 53.

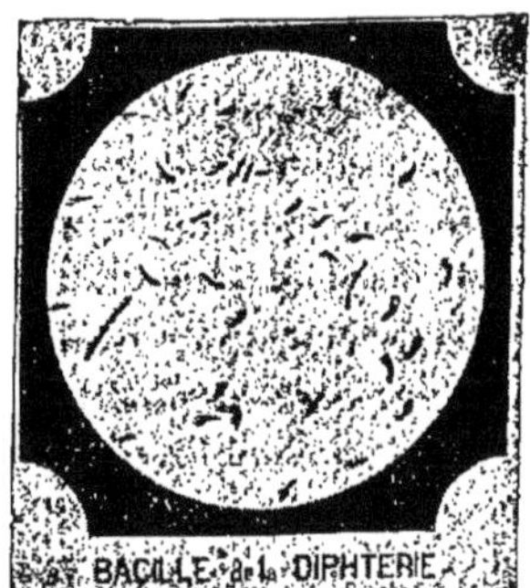

Figure 54.

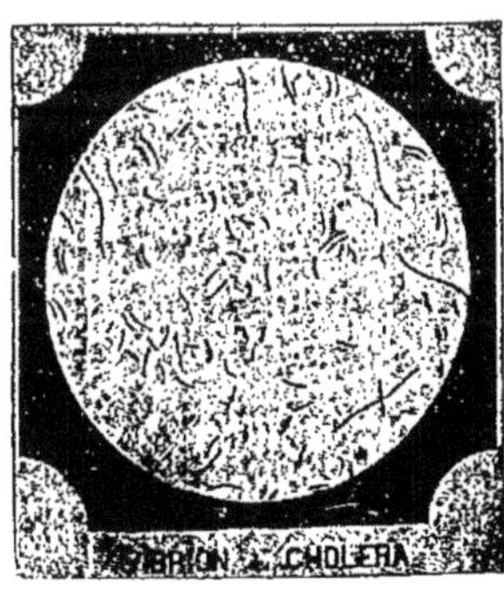

Figure 55.

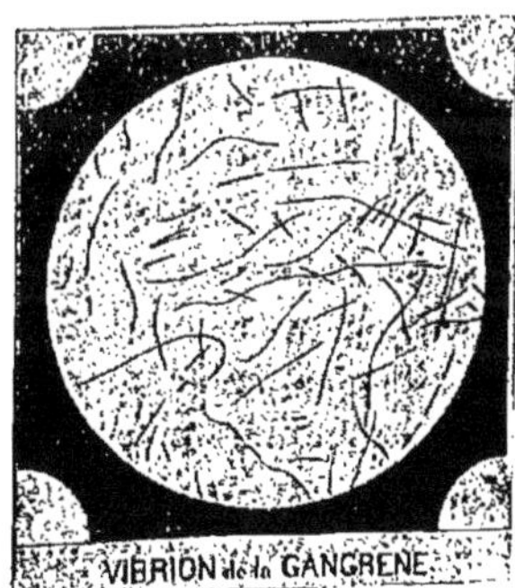

Figure 56.

Ajoutons que les microbes sont, au point de vue de leur étude, doués de cette fâcheuse propriété de changer de forme, suivant les milieux de culture et suivant leur développement. C'est ce qu'on nomme le polymorphisme des microbes ; en sorte que lorsqu'on décrit un microbe sous un certain aspect, on ne donne que son aspect le plus habituel.

DIXIÈME CONFÉRENCE

L'analogie que nous avons établie, dans notre dernière leçon, entre les fermentations et les maladies virulentes, n'est pas une simple vue de l'esprit. Elle est basée sur les faits d'observation et d'expérimentation.

En 1863, après les premiers travaux de Pasteur sur les microbes, les ferments et les fermentations, un vétérinaire, Davaine, se souvint que 13 ans plus tôt, en 1850, il avait décrit dans le sang et la rate des animaux morts du charbon, de petits organismes microscopiques, en forme de filaments, et ressemblant étrangement à des microbes. Il se demanda dès lors si ces microbes, auxquels il avait attaché peu d'importance, n'étaient pas la cause de l'infection, et si l'infection n'était pas une sorte de fermentation. Il cultiva ces microbes, hors de l'organisme, les isola et les inocula à l'exclusion de tout autre élément, et reproduisit ainsi la maladie chez les animaux inoculés.

Si la comparaison entre la fermentation et la maladie était juste, l'assimilation que l'on tenta dès lors d'établir entre ces deux choses était sans doute un peu trop absolue, et le rôle exclusif, que l'on dévolut au microbe dans la maladie, était exagéré.

Dès le premier jour, Pasteur, il est vrai, avait assez bien posé le problème, distinguant la graine et le terrain. Mais la graine, le microbe, n'en absorba pas moins toute l'attention, et le terrain, l'organisme, resta tout à fait dans l'ombre.

On est revenu aujourd'hui en *grande partie* aux

saines doctrines. Et l'organisme, loin d'être quantité négligeable, a repris la première place.

Le malade est regardé, non plus comme un champ pacifique de culture pour les microbes, mais comme une place assiégée qui s'efforce de repousser l'envahisseur.

Nous avons étudié dernièrement l'*ennemi*, le *microbe*. Examinons aujourd'hui les moyens de résistance de l'organisme.

Nous passerons sous silence ou ne ferons qu'indiquer les moyens artificiels que l'hygiène, la science, la civilisation mettent à notre service.

Evidemment, on se préserve contre les microbes en les empêchant de nous approcher, en fuyant le contact des malades, en cherchant un air sain à la campagne et un logement salubre, bien aéré et bien ensoleillé; l'oxygène et le soleil étant les grands destructeurs de microbes anaérobies et pathogènes ; enfin, grâce aux soins de la plus minutieuse propreté, de l'antisepsie et de l'asepsie disent les chirurgiens qui ne connaissent guère d'autres moyens de résistance aux microbes.

Grâce à Dieu, nous, médecins, nous en connaissons d'autres, que l'on nomme les moyens naturels.

Nous glisserons encore sur les protecteurs naturels qu'a l'organisme contre l'*envahissement* des microbes. Le premier de ces moyens, c'est l'épiderme, cette couche cornée qui recouvre toute la peau et qui est certainement, lorsqu'elle est intacte, imperméable aux microbes.

Il en est de même de la couche épithéliale (ou épidermique des muqueuses. Le tube digestif, la bouche, l'intestin surtout, sont remplis de microbes. Ils pullulent dans l'intestin, mais sont éliminés par les fèces et ne sont absorbés avec les aliments que si l'intestin est ulcéré.

De plus, l'*estomac,* grâce au suc gastrique acide,

détruit activement les microbes. La bile semble encore plus active : son rôle antiseptique est hors de doute. Enfin, tous les aliments absorbés traversent d'abord, par la veine porte, le foie. Or, le foie est un grand destructeur de microbes, de toxines et de poisons. C'est un organe essentiellement protecteur qui retient et détruit autant que possible les poisons qui le traversent, c'est-à-dire *tous* les poisons alimentaires.

Les voies respiratoires ne sont pas moins bien protégées ; les poils qui garnissent leurs orifices, les replis de la muqueuse autour des cornets du nez, enfin les sécrétions de ces muqueuses arrêtent si bien les microbes, ces sécrétions sont d'une antisepsie si réelle, qu'à l'état physiologique du moins, l'air, qui entre chargé de bactéries, ressort aseptique des voies respiratoires.

Supposons néanmoins que le microbe ait franchi tous ces moyens protecteurs et ait pénétré dans l'organisme, soit accidentellement (maladies), soit artificiellement, par inoculation faite dans un but expérimental ou thérapeutique.

Nous savons qu'il va se multiplier, et je vous ai cité des exemples de sa merveilleuse faculté proliférative.

Devant cette puissance proliférative, les premiers bactériologistes ont cru que le nombre des microbes introduits était sans importance, puisqu'en quelques heures un seul microbe est devenu un million, un milliard.

Cette conception, si elle était vraie, serait aussi paradoxale que désespérante.

Quoi, être infecté de microbes, ou en loger un seul serait équivalent ! et comment s'assurer de ne pas laisser pénétrer un seul de ces redoutables ennemis.

Rassurons-nous, et laissons au bon sens tous ses droits. Les expériences de Bouchard ont montré que, quelque rapide que soit la multiplication des microbes, plus rapide encore peut être leur destruction par l'organisme. Il suffit pour cela qu'ils ne pénètrent pas en nombre et en force tels, que l'organisme soit vaincu de suite. Donc, expérimentalement, une injection d'un centimètre cube, je suppose, de culture virulente, ne produira pas d'effet, les microbes seront rapidement détruits; une injection dix fois plus forte de cette culture amènera la mort rapide.

Par quel mécanisme l'organisme résiste-t-il à l'envahissement des microbes ? Par deux procédés principaux. Les parties solides, et spécialement certaines cellules, opposent aux microbes le *phagocytisme;* les humeurs opposent l'*état bactéricide.*

Le Phagocytisme

Découvert et soutenu avec énergie, et peut-être quelque exagération, par Metchnikoff (Russe de nationalité, mais élève du laboratoire de Pasteur, et par conséquent Français par la science), le phagocytisme est tout probablement le moyen de résistance le plus énergique, le plus général; le seul, d'après Metchnikoff.

Vous savez que dans le sang on distingue une partie liquide, le plasma — et des globules.

Les uns rouges et en très grand nombre, d'autres blancs sphériques, un peu plus gros, mais environ 300 à 350 fois moins nombreux. En revanche, on retrouve ces derniers, à l'exclusion des globules rouges, dans les lymphatiques et leurs ganglions; et, plus ou moins reconnaissables dans certains organes, rate, amygdales, intestins, mœlle des os.

On les nomme globules blancs, ou cellules lymphatiques, ou leucocytes.

Ces globules blancs présentent la propriété de se mouvoir ; c'est le *mouvement amiboïde ;* de se déformer, de sortir des vaisseaux sans effraction, et de pouvoir y rentrer ; c'est ce qu'on nomme leur migration.

Or, grâce à leur migration, les cellules lymphatiques ou globules blancs vont au devant des microbes; ils les poursuivent en dehors des vaisseaux et dans le sang.

Il se trouve même qu'une partie des toxines secrétées par les microbes excitent les globules blancs, les appellent ; tandis que d'autres toxines les arrêtent.

C'est ce qu'on nomme le pouvoir *chimiotoxique*.

Or, soit dans le sang, soit autour des vaisseaux, le globule blanc livre un combat au microbe et cherche à le *dévorer*,

De fait, le globule se déforme, absorbe le microbe, et dans l'intérieur du leucocyte, on peut retrouver le microbe mort ou même encore vivant. (On peut de même faire absorber au leucocyte des poussières inorganiques, carmin ou noir de fumée). Le microbe, entré ainsi vivant, peut sortir vivant du leucocyte, mais aussi le leucocyte peut le digérer, et rentrer vainqueur dans la circulation du sang.

D'autres fois, c'est le leucocyte qui succombe dans la lutte, empoisonné par les produits de secrétion du microbe. Alors si la lutte s'est livrée en dehors des vaisseaux, si elle a été vive et l'appel des leucocytes considérable, leurs cadavres jonchent le sol ; c'est la suppuration, et tel est son mécanisme *ordinaire*, les cellules du pus n'étant que des cadavres de globules blancs. Mais quelquefois tout se termine là ; le microbe a été assez affaibli par la victoire pour succomber à l'attaque de nouveaux leucocytes ; la lutte est restée locale, et le globule blanc, en mourant à son poste, a sauvé la place !

(Voilà, entre parenthèse, pourquoi nos pères, fins observateurs, redoutaient si peu la suppuration et parlaient de beau pus louable ! comme on loue de braves soldats. C'est que, n'ayant pas à leur secours les procédés de l'antisepsie, ils étaient heureux que les leucocytes, en soutenant seuls la lutte, vinssent prévenir l'infection. La jeunesse, qui raille les anciens, montre sa suffisance et non sa science).

Ces leucocytes, globules blancs, cellules migratrices, ne se retrouvent pas seulement dans le sang et dans la lymphe, elles se trouvent aussi dans la muqueuse de l'intestin, à la surface et dans l'épaisseur duquel elles livrent une guerre acharnée au microbe qui tend à pénétrer.

Les plaques de Péyer sont des organes lymphoïdes qui sont hypertrophiées dans la fièvre typhoïde, soit pour lutter contre le microbe, soit parce qu'elles ont lutté.

La rate est un organe essentiellement formé de globules blancs. Son hypertrophie, quelquefois énorme dans cette même fièvre typhoïde et surtout dans les fièvres intermittentes paludéennes, témoigne de son énergie dans sa lutte contre le bacille d'Eberth ou contre les Hématoblastes de la fièvre intermittente.

Enfin, à l'entrée même du tube digestif, dans la bouche, existe une série d'organes lymphoïdes, que les chirurgiens actuels semblent ne pas respecter autant qu'ils le méritent : les amygdales (et les amygdales accessoires qui, en s'hypertrophiant, forment les granulations adénoïdes). C'est à leur niveau et c'est par elles que commence la lutte contre tant d'infections.

Aussi, n'est-il pas étonnant qu'elles soient les premières, souvent les seules lésées, dans les angines diphtériques ou autres,

Néanmoins, si le microbe à franchi victorieusement ces premières barrières et vaincu ces premiers adversaires, il en rencontre d'autres sous les muqueuses, dans le tissu cellulaire, autour des vaisseaux. C'est à ce niveau que la défaite et la mort des globules blancs amènent des suppurations profondes, les abcès qui se trouvent ainsi être un moyen de défense. Tout autour de l'abcès se forme comme une barrière protectrice, en sorte que la lutte semble se limiter à ce niveau, les vaisseaux voisins envoyant de nouveaux globules blancs au secours des anciens jusqu'au jour où l'abcès s'ouvrant ou étant ouvert à l'extérieur, vainqueurs et vaincus, cadavres de globules blancs et microbes sont en même temps éliminés.

Mais, malgré tout, si le phagocytisme s'est exercé dans l'intérieur même des vaisseaux, la défaite et la mort des leucocytes, c'est l'infection !

Nous allons voir par quel moyen l'organisme peut encore lutter !

Etat bactéricide des humeurs

Non seulement les globules blancs opposent une résistance active au microbe, mais les humeurs et spécialement le sérum du sang (c'est-à-dire la partie qui ne se coagule pas) lui oppose une résistance passive. C'est ce qu'on nomme l'état bactéricide.

Disons d'abord que l'état bactéricide d'une humeur ne veut pas dire que cette humeur tue net tous les microbes. D'une part, un liquide bactéricide pour un microbe peut être un excellent bouillon de culture pour un autre microbe.

D'autre part, l'état bactéricide est tout à fait relatif.

Une humeur est bactéricide pour un microbe, relativement à une autre humeur, ou relativement à l'état normal de cette humeur, lorsque le microbe s'y développe *plus mal* que dans l'humeur normale.

Or, il est certain que les diverses humeurs, les divers sérums, opposent à certains microbes des résistances très inégales, soit dans l'état normal de ces humeurs, soit pendant, soit après la maladie.

Parlons d'abord d'humeurs normales.

Le staphylococus pyosepticus se développe très bien chez le lapin et dans le sang de cet animal. Inoculé au chien, il ne produit qu'une lésion locale sans importance ; son sang reste stérile. (Richet de Hénicourt, 29 octobre 1888).

Il en est de même pour le bacille de la tuberculose, qui se développe très facilement chez le lapin et trop facilement chez l'homme ; qui ne se développe ni chez le chien ni chez le lièvre, et le sang de ces animaux est un mauvais milieu de culture pour le bacille de la tuberculose.

D'où les essais de Richet de Hénicourt pour vacciner contre la tuberculose en injectant le sang de chien ou de lièvre à l'homme. On espérait que dans ce mélange de sang d'homme et de chien le bacille tuberculeux ne se développerait pas.

Ces essais ont échoué chez l'homme et nous verrons pourquoi ! Mais les injections de sang de chien ont préservé le lapin contre les injections de staphylococus pyosepticus et diminué de moitié la mortalité du même animal après injections tuberculeuses !

Donc le sérum du chien contient *quelque chose* qui empêche le développement du microbe en question.

Passons à l'état pathologique.

Prenons une maladie infectieuse quelconque : la fièvre typhoïde ou la variole. Suivons sa marche régulière dans un cas de guérison. Au début, les microbes se multiplient dans l'organisme ; peu à peu, la maladie arrive à son acné ; puis elle diminue spontanément d'intensité. Les microbes, cependant, ne sont pas tous morts à la fois, et l'organisme, épuisé semble leur opposer une résistance de moins en moins forte. D'où vient donc cet arrêt dans la multiplication des microbes ?

Nous avons dit, dans notre dernière leçon, que cela tenait à ce que les microbes, en se développant, ont secrété une matière qui est pour eux un poison ; c'est ce qu'on nomme la matière *empêchante*. Absolument comme la cellule de levure de bière secrète l'alcool, qui est pour elle la matière *empêchante*, au sein de laquelle elle ne peut se développer.

Et, de fait, à la fin d'une maladie virulente, le sujet est toujours plus ou moins inapte à recevoir la même maladie. Il est plus ou moins bien immunisé et pour un temps plus ou moins long.

On dit qu'il est *vacciné*.

C'est sur ce fait d'observation qu'a été basée l'inoculation de la variole, qu'est basée la vaccine ganérienne et toutes les vaccines Pastoriennes.

Il reste donc, même après la maladie, une différence entre le sang de ce sujet et le sang d'un individu qui n'a jamais subi d'atteintes de la dite maladie. Le sang de ce dernier est un bon milieu de culture ; le sang du premier est un mauvais milieu pour le microbe. C'est là proprement l'état bactéricide du sérum des animaux vaccinés. Ajoutons, sans développer, que cet état bactéricide s'étend à tous les organes comme au sérum.

Cela ne veut pas dire que le microbe soit toujours incapable de se développer dans ce sérum.

Mais il y a beaucoup de manières d'être pour un microbe, disions-nous dans la dernière conférence !

Dans tel bouillon il se développera mal, dans tel autre il perdra seulement le pouvoir de produire des spores, dans un troisième il perdra sa matière colorante tout en se développant bien, dans un quatrième il perdra son pouvoir pathogène, son pouvoir d'engendrer des maladies, et c'est tout ce que nous voulons !

Ainsi, dit Métchnikoff, la bactérie du charbon se développe bien dans le sang des animaux vaccinés, mais ces cultures ne sont plus virulentes !

A quoi tient ce pouvoir bactéricide des sérums ? (Revenons à notre comparaison avec les levures). Est-ce à la destruction d'une matière nécessaire à la vie du microbe ? Est-ce à la production d'une matière empêchante ? Pasteur admit d'abord la première hypothèse, comme nous avons dit qu'il l'avait admise pour les fermentations. Il crut que le microbe enlevait à l'organisme *quelque chose que la vie ne pouvait plus lui rendre* (1880). Mais, dès la même année, Chauveau et Toussaint, séparément, émirent l'idée que le microbe sécrétait un produit qui rendait l'organisme réfractaire. Toussaint était arrivé à cette hypothèse en vaccinant avec du sang *charbonneux* chauffé et filtré, débarrassé par conséquent de tout microbe.

Ce liquide n'enlevait rien à l'organisme du sujet auquel on l'inoculait ; s'il vaccinait, ce ne pouvait donc être qu'en apportant une matière vaccinante quelconque.

Cette idée sommeilla pendant six ans ; elle ne fut admise qu'après les expériences plus précises de Charrin.

Mais qu'est-ce que cette matière empêchante, et quel est le mécanisme de l'immunité et de la vaccination ?

De même que Pasteur a cru que le microbe enlevait *quelque chose* que la vie ne restitue point, faut-il croire que le microbe secrète *quelque chose* que l'organisme garde indéfiniment ? Ce serait absolument contraire aux lois de la nutrition. Les parties les plus résistantes des os et des cartilages, sont soumises à un travail incessant de destruction et de rénovation ; les tissus les plus délicats et des fonctions les plus élevées, comme le cerveau, n'échappent pas à cette loi. Il n'y aurait donc que cette matière impalpable et chimiquement inconnue, laissée par la maladie, qui échapperait à la rénovation incessante des tissus !

Du reste, sans philosopher plus longtemps, la fausseté de cette hypothèse est démontrée.

En effet, le sujet que l'on vient de vacciner, élimine *son vaccin* par les urines, comme il a éliminé ses toxines ; et M. Bouchard a pu vacciner avec les urines, de sujets qui venaient d'être immunisés. Charrin a fixé à 14 jours la durée d'élimination de la matière vaccinante du bacylle pyocyanique chez le lapin.

Le sang ne garde donc pas indéfiniment la *matière vaccinante* qui y a été déposée, soit par la maladie, soit par l'expérimentateur.

Même, ce n'est pas immédiatement après l'injection du vaccin, c'est-à-dire au moment où l'organisme en contient le plus, que l'animal est vacciné ; c'est quelques jours après. Ce sont donc les cellules mêmes de l'organisme qui se chargent de fabriquer une matière rendant le sérum bactéricide.

Revenons maintenant un peu sur nos pas et examinons en quelques mots ce puissant procédé de préservation : la vaccination.

Nous avons vu par quelles phases passait un individu, depuis la maladie jusqu'à l'état d'immunité. Ces phases peuvent être imitées dans le but d'amener le même résultat : l'immunité. C'est ce que nous appelons la vaccination.

Pour préserver un individu de la variole, la première idée fut de lui donner la maladie en nature en choisissant les circonstances d'âge, de température, d'épidémie les plus favorables. Mais toutes ces conditions pouvaient manquer leur effet et la variole être grave.

Dans les vaccinations Pasteuriennes on inocula, en premier lieu, des microbes dont la vitalité était atténuée ; soit par la chaleur, comme dans la vaccination charbonneuse ; soit par le vieillissement à l'air, comme dans le choléra des poules et la rage (deuxième manière), soit par le passage à travers des animaux d'espèce différente, comme dans la rage (première manière) et peut-être la vaccination Gennérienne. L'animal inoculé risque peu de succomber aux atteintes de ces microbes affaiblis et en petit nombre ; il résiste et possède dès lors une légère immunité ; on inocule alors un microbe moins affaibli, puis un troisième et l'organisme supporte enfin des inoculations qui l'auraient tué, si elles eussent été faites d'emblée.

Enfin, puisqu'il est prouvé que les microbes agissent par leur toxine, on peut vacciner, comme l'ont fait Toussaint, Charrin, Roux, etc., en inoculant des doses progressives de bouillons de culture stérilisés, débarrassés de tout microbe par la chaleur et la filtration. Ce sera même un procédé moins dangereux, parce que, avec des microbes même atténués, on n'est jamais sûr d'éviter le retour à la santé de ces microbes.

De même qu'avec des bouillons de culture on peut, nous l'avons dit, vacciner avec le sang des animaux qui sont en puissance d'intoxication et même avec leurs urines qui contiennent les produits de sécrétion des microbes.

Aux vaccinations, la science a ajouté depuis une dizaine d'années, un nouvel agent de préservation, ou plutôt de guérison : le sérum.

Nous avons dit que le sang ou le sérum de l'animal vacciné, est doué d'un *pouvoir bactéricide* ; qu'il est un mauvais milieu de culture pour le microbe ; que la maladie ne s'y développe point. Or, nous l'avons dit également, le sérum bactéricide conserve ses propriétés bactéricides, non seulement dans le corps de l'animal vacciné, mais aussi *in vitro*, où, je le répète, il constitue un mauvais milieu de culture ; non seulement *in vitro*, mais dans les veines d'un autre animal auquel on l'injecte, au sang duquel il se mêle en atténuant la réceptivité pour le microbe pathogène.

Nous avons vu les expériences de Richet avec le sang d'animaux (chiens, lièvres), naturellement réfractaires au staphilococus pyosepticus ou à la tuberculose.

Ces expériences ont mieux réussi en injectant à des lapins sains, le sang de lapins vaccinés contre la maladie pyocyanique ; ces injections rendaient le lapin réfractaire à des injections de bacilles phocyanique.

Comment agit le sérum bactéricide de l'animal vacciné, est-ce en empêchant le microbe de se développer, est-ce en neutralisant comme une antidote les produits de sécrétion du microbe ?

Généralement de la première manière. D'après Metchnikoff, le sérum des animaux immunisés contre la pneumonie, le choléra, la fièvre typhoïde, est préservatif contre une injection de microbes de ces maladies ; mais si on injecte les poisons engendrés par ces microbes les animaux ne seront nullement réfractaires à l'empoisonnement.

Au contraire, le sérum des animaux vaccinées contre la diphtérie et le tétanos est *antitoxique*, et préserve aussi bien contre les produits de sécrétion des microbes que contre les microbes en nature.

Il contient donc un produit aussi inconnu que les toxines, et qu'on nomme *antitoxine ; produit de l'organisme comme le vaccin, et non du microbe ni du dédoublement des toxines* ; car on peut faire disparaître peu à peu presque toutes les toxines injectées, en saignant à plusieurs reprises l'animal ; il reforme des antitoxines.

Quel est le pouvoir de l'antitoxine ? Il est quelque fois énorme.

Dans le tétanos, il est d'une force qui dépasse l'imagination. Une quantité d'antitoxine peut neutraliser neuf cents fois son poids de toxine ! Le mélange de ces deux produits, dans la proportion indiquée, pourra être injecté à une souris, à la dose d'un demi centimètre cube, sans produire le tétanos ; tandis qu'il suffit d'un millième de centimètres cube de toxine pour tuer cette souris du tétanos.

L'antitoxine de la diphtérie est loin d'être aussi active.

Il n'est donc pas surprenant que les premiers essais (de Behring), sur l'emploi des sérums antitoxiques aient été faits dans le tétanos. Soit entre les mains de leur inventeur, soit entre celles de mon ancien ami le docteur Barth, elles n'ont pas été faites absolument sans succès. Malheureusement, le tétanos est une maladie à marche si rapide, que l'antitoxine est généralement semblable aux carabiniers de la garde, qui étaient de superbes combattants, mais qui arrivaient toujours en retard !

Il n'en a pas été de même, heureusement, du sérum antidiphtérique, qui, vous le savez, guérit merveilleusement la diphtérie, angine couenneuse ou croup.

D'autres sérums ont été imaginés : sérum contre la peste, contre la fièvre jaune, contre la morsure des serpents à sonnette, tous sérums très efficaces, parait-il, mais dont en France nous n'avons guère l'expérience ; sérum contre l'érysipèle, la scarlatine, dont les résultats sont discutables, sérum contre la fièvre typhoïde, prôné par son auteur M. Chantemesse, mais gardé trop jalousement par lui, pour avoir pu être jugé d'une façon large et impartiale. Sérum anticancéreux de Doyen, encore à l'étude ; sérum antituberculeux à l'état d'espérances ! (1)

---

(1) Depuis que ces lignes ont été écrites, a paru le rapport sensa-

De tous ces sérums, le sérum antidiphtérique est le seul en France qui ait tenu tout ce qu'il promettait et au-delà. Le sérum *antistreptococique* contre l'érysipèle, les fièvres infectieuses, puerpérales, m'a donné quelques beaux succès. Le reste n'est guère qu'à l'état d'études ou de belles espérances.

Mais la méthode est trouvée et il est *certain* qu'elle sera féconde.

Résumons-là en quelques mots.

Le sérum curatif d'une maladie est le sérum du sang de l'animal vacciné contre cette maladie.

Avant d'avoir un sérum il faut donc avoir un vaccin.

La vaccination consiste à préserver l'animal, en lui inoculent la maladie atténuée par un procédé quelconque.

Un premier vaccin rend l'animal relativement réfractaire ; on lui inocule alors un microbe ou une toxine moins affaibli ; et ainsi de suite, jusqu'à ce que l'animal supporte des inoculations qui l'auraient tué fatalement au début.

Dès lors, son sang, son sérum, est devenu bactéricide ; il tue ou affaiblit les microbes qu'il rencontre ; il est pour un autre animal un sérum curatif.

Introduit dans l'organisme d'un animal, même malade, mélangé à son sang, il y empêchera le développement du microbe pathogène.

Il y a donc de grandes différences entre le vaccin et le sérum curatif ; différences sur lesquelles M. Bouchard a insisté.

Les vaccins, nous l'avons dit, laissent quelque chose de modifié dans l'organisme !

tionnel de Behring, *au Congrès de la Tuberculose*. Promesses merveilleuses, dont la réalisation serait prochaine, peut-être pour le mois d'Août 1906, d'après leur auteur. Son nom doit inspirer confiance, mais ses réserves prudentes laissent place a de trop légitimes inquiétudes.

L'organisme du vacciné est inapte (pendant un temps plus ou moins long) à reprendre la maladie.

Les antitoxines (et les sérums antitoxiques), au contraire, ne font que traverser l'organisme ; elles sont, nous l'avons dit, éliminées peu à peu par les urines et n'agissent que pendant leur temps de passage. Tandis que le vaccin met quelques jours à faire son effet et à immuniser l'organisme, l'antitoxine est d'autant plus active que l'injection est plus récente, parce qu'elle n'a pas eu le temps d'être éliminée. Il ne s'agit donc point d'un remède préventif, mais d'un remède curatif qui agit pendant quelques jours, sur l'organisme empoisonné pour neutraliser le poison, d'une façon très efficace, mais par le même mécanisme que les antiseptiques, que le mercure dans la vérole et que le sulfate de quinine dans les fièvres intermittentes. Ou, s'il est préventif pendant le cours d'une épidémie, c'est à condition d'être administré fréquemment, de manière à ce que l'organisme en soit toujours imbibé.

L'organisme auquel on a injecté du vaccin est *actif* et refait du vaccin qui continue à le préserver pendant des années et quelquefois toute la vie! Celui auquel on a injecté un sérum bactéricide ou antitoxique, le sérum antidiphtérique, par exemple, ne le renouvelle point, l'élimine en une vingtaine de jours.

Au bout de ce temps, le sérum a perdu son effet. Un enfant sain, qu'on aurait voulu préserver pendant une épidémie de diphtérie en lui injectant le sérum, ne serait préservé que pendant trois semaines environ!

Nous avons indiqué les deux grands moyens de lutte contre l'infection : le phagocytisme, la propriété bactéricide des humeurs.

La nature en connaît d'autres que la science connaît moins bien. A votre grande surprise, au phagocytisme, j'ai réuni la suppuration, et je vous ai dit que la suppuration, tant redoutée des chirurgiens, que les abcès, étaient un moyen naturel de lutte contre l'infection.

A votre plus grande surprise encore, à la suppuration je joindrai la fièvre !

La fièvre, selon toute apparence, n'est pas seulement un témoin de la résistance de l'organisme ; c'est un moyen de combat. Beaucoup de microbes résistent mal aux températures de 40° A cette température, au contraire, et, avec la rougeur, les dilatations des capillaires qui accompagnent la fièvre, la phagocytose et le pouvoir bactéricide augmentent.

La fièvre, malgré ses dangers, n'est donc pas le grand ennemi, comme on se l'imaginait il y a 25 ans et comme on le croit encore généralement aujourd'hui ; et une thérapeutique qui ne vise qu'à abaisser la température est une thérapeutique incomplète et souvent dangereuse.

La fièvre est un symptôme, ordinairement, inquiétant parce qu'elle indique *une lutte* énergique contre les microbes et les forces de l'organisme ; mais ce n'est pas la lutte qu'il faut craindre, c'est la défaite, surtout la défaite sans lutte, la plus honteuse de toutes. Un vieillard fait une fluxion de poitrine sans fièvre ; il en meurt. Son organisme n'a pas eu la force de lutter. Un enfant a, dans la même maladie, une fièvre de 40° ; il guérit en huit jours ; il a lutté victorieusement. C'est le combat. Or, sans combat, sans fièvre, souvent point de victoire !

TABLE DES MATIÈRES

PREMIÈRE PARTIE. - ANATOMIE & PHYSIOLOGIE.

DEUXIÈME PARTIE. — ÉLÉMENTS DE BACTÉRIOLOGIE

Alençon. — IMPRIMERIE ALENÇONNAISE, 11, Rue des Marcheries.

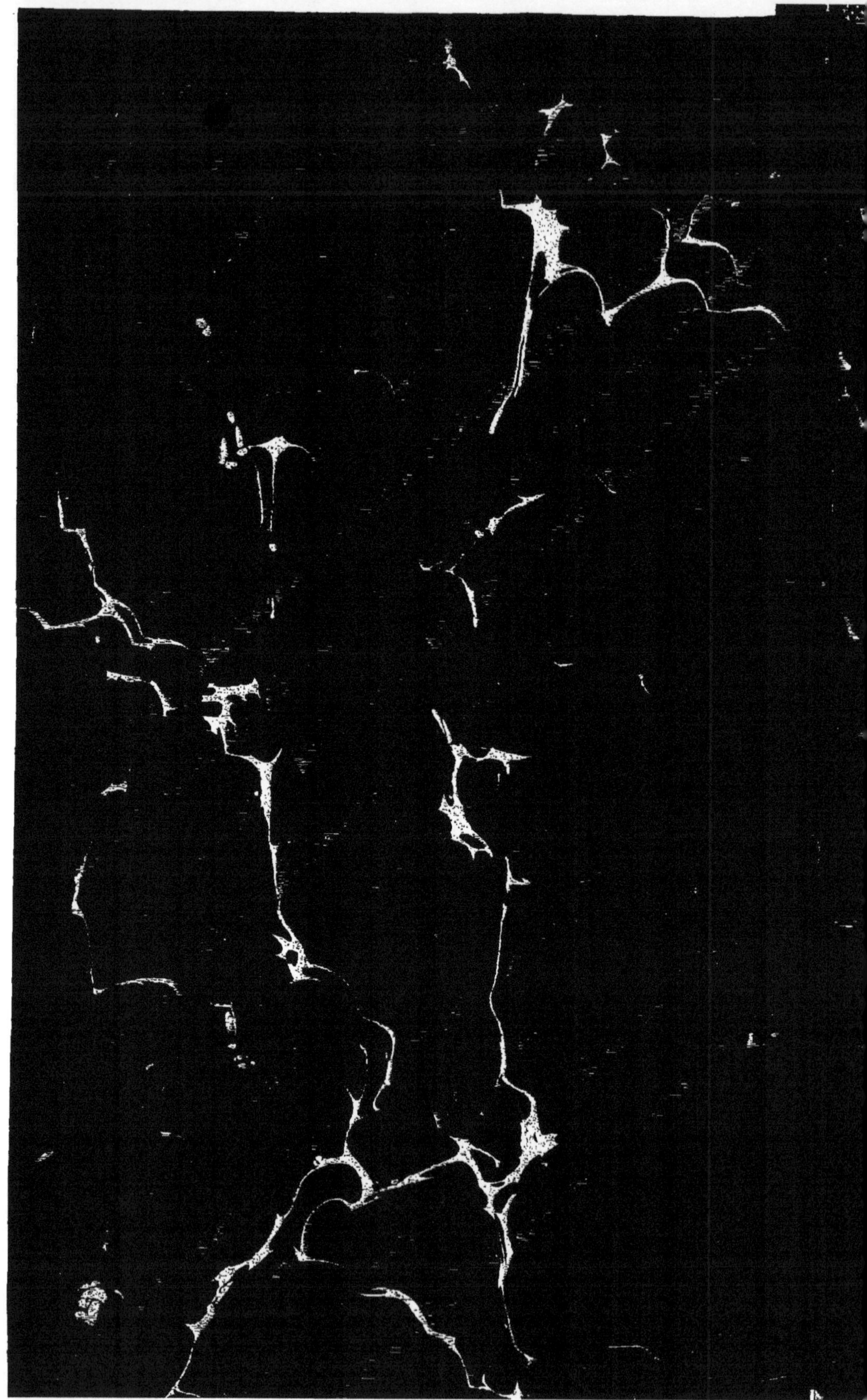

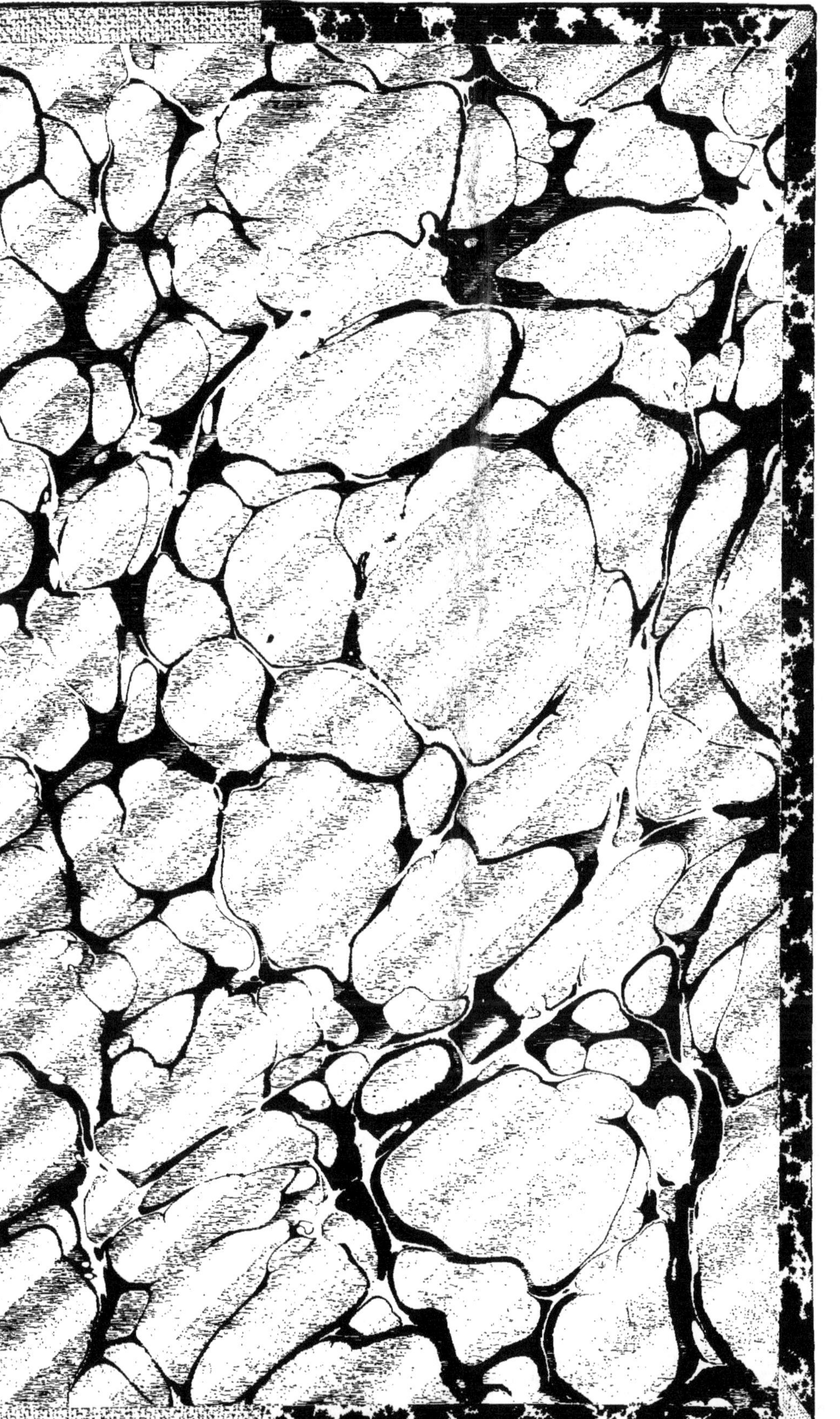

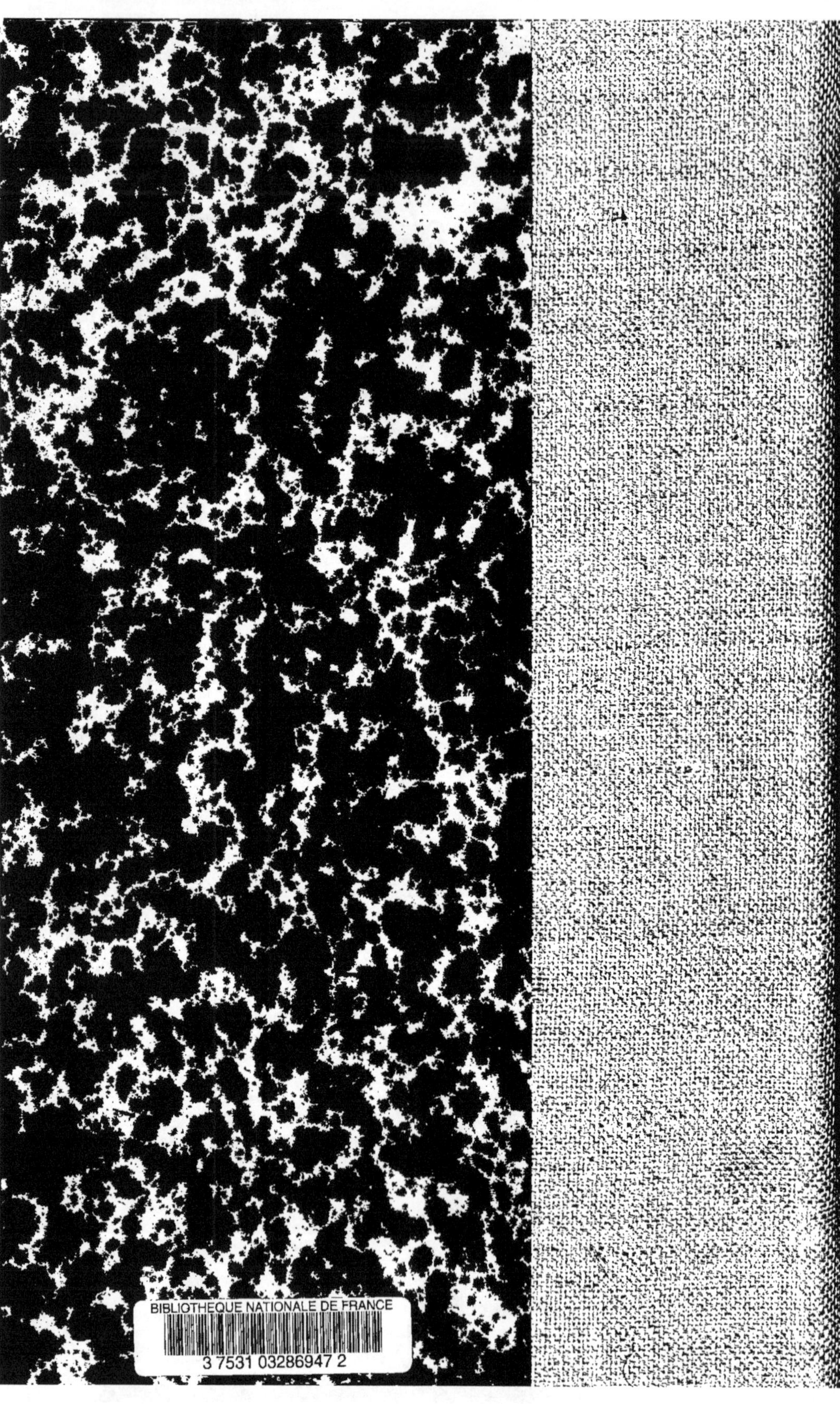

www.ingramcontent.com/pod-product-compliance
Ingram Content Group UK Ltd.
Pitfield, Milton Keynes, MK11 3LW, UK
UKHW022217120726
13694UKWH00002B/584